電磁波過敏症を治すには

増補改訂版

加藤やすこ 著

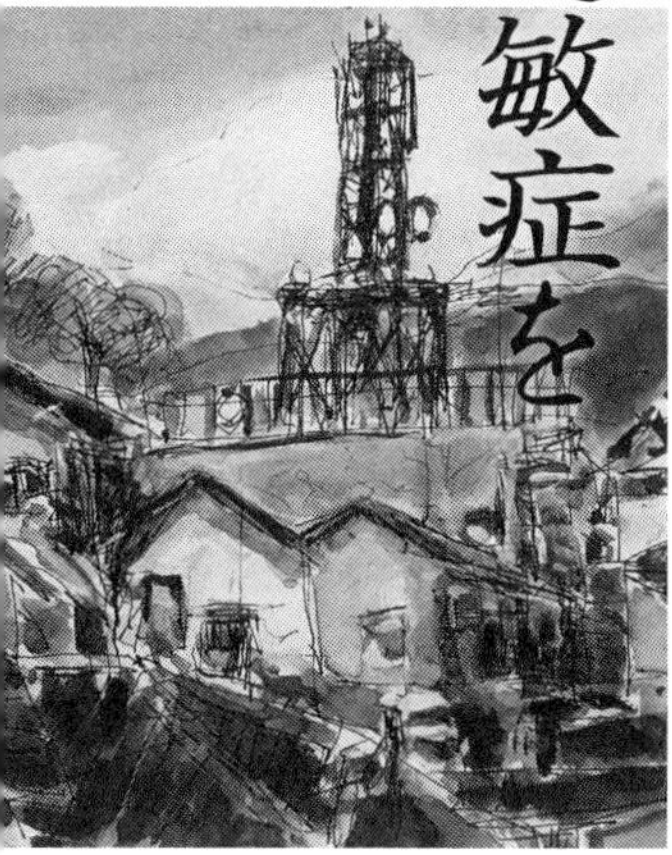

緑風出版

目次　電磁波過敏症を治すには〔増補改訂版〕

第二章　電磁波による子どもへの影響……49

第一章　過敏症ってどんな病気?

1　引き金は生活環境の中に

私たちの生活環境は、この数十年で大きく変わっています。例えば、携帯電話が使われるようになったのは、この二〇年ほどのことですが、携帯電話やＰＨＳの加入数は一九九五年以降右肩上がりに増えつづけ、二〇〇〇年には固定電話の加入者数を上回り、二〇〇七年には一億を超えました。総務省の資料によると、一九五〇年に無線局は、放送や防災通信を中心に約五〇〇〇局しかなかったのに、二〇〇九年には一億一二〇〇万局に達し、そのほとんど（一億一〇〇〇万）を「移動局」が占めています（図1参照）。移動局には携帯電話やＰＨＳなど移動しながら利用できる端末が含まれます。

二〇〇九年から、二・五GHz帯を利用したＷｉＭＡＸ（屋外を移動しながら高速通信が利用できる）サービスが始まり、二〇一〇年からは第4世代移動通信システム（４Ｇ）が、二〇二〇年からは、超高速・大容量の第5世代移動通信システム（５Ｇ）が開始されています。

化学物質も増え続けています。現在、五～一〇万種の化学物質が生産され、毎年数百種の新しい化学物質が作られています。化学的に合成された農薬が登場したのは第二次世界大戦後のことですが、農薬など化学物質の種類は増え続け、環境ホルモンの疑いのある物質の七〇％は農薬で占められています。

私たちは気づかないうちに、化学物質や電磁波に囲まれて暮らしていますが、こうした身の回り

図1　無線局数の推移

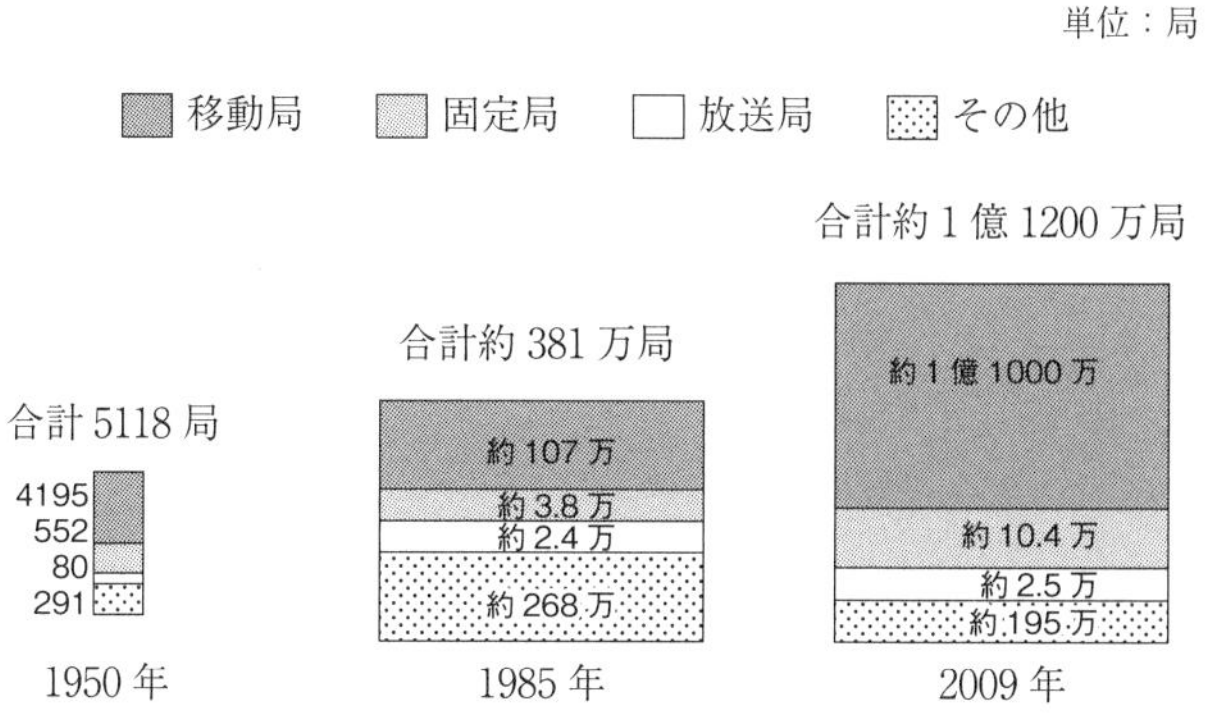

出典）総務省「電気通信の現状」（2010年4月）より

図2　屋内の化学物質

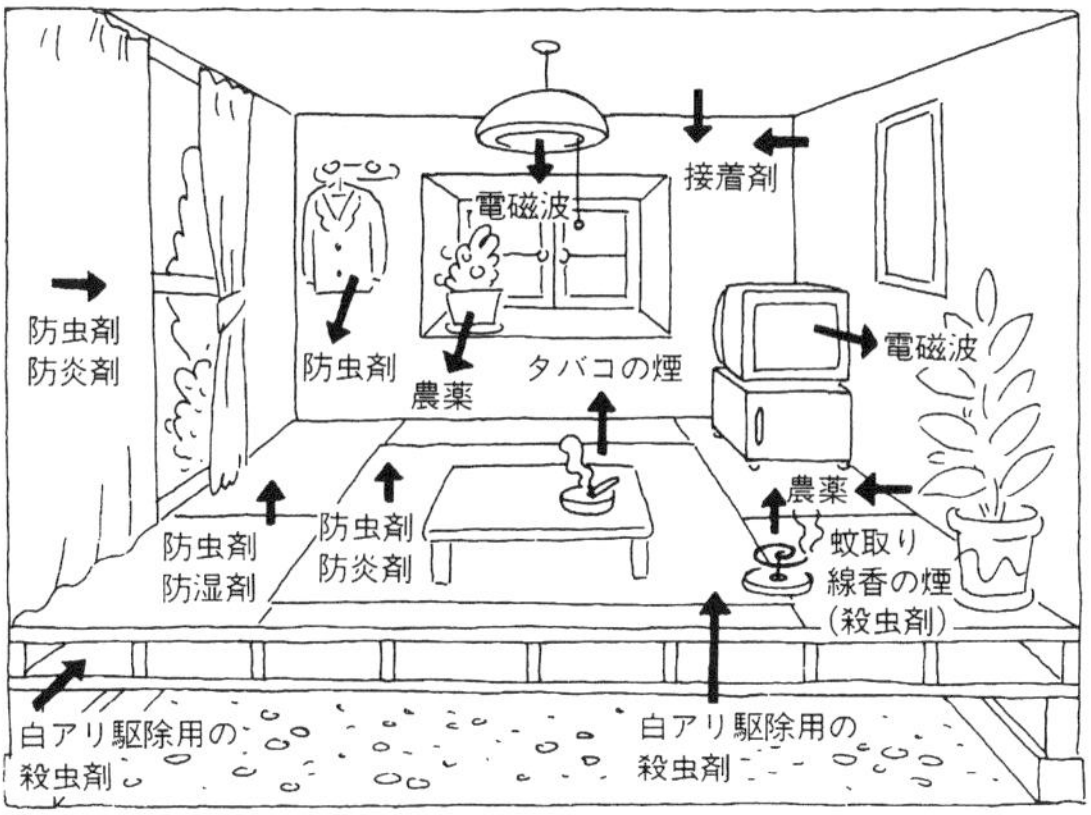

出典）石川哲『化学物質過敏症ってどんな病気』（合同出版、1993年）

の化学物質や電磁波によって、体調を崩す人も増えています。化学物質によって頭痛や動悸、吐き気などが現れる症状を化学物質過敏症、電磁波によって起きる症状を電磁波過敏症といいます。

この二つの過敏症の症状は、重なる部分が多く見られます（表1参照）。

厚生労働省は二〇〇九年一〇月、化学物質過敏症を保険診断名として認め、診療に保険が適用されることになりました。ドイツやオーストリアでも病名として正式に認定されていますが、世界保健機関（WHO）では病名として認められていません。

どのくらいの人が発症している？

化学物質過敏症と電磁波過敏症を併発している人も少なくありません。アメリカには、併発率は三〜四％と考える医師もいますが、日本では併発率はもっと高く、ほとんどの人が併発しているという医師もいて、はっきりしません。

カナダ、ケベック大学病院のレヴァロイス教授らが、アメリカのカリフォルニア州の住民約二千人を対象に行なった電話調査では、約三％が自分は電磁波過敏症だと思うと報告しており、化学物質過敏症との併発率は二四％でした。電磁波過敏症だと考えている人の人種的な傾向を調べると、黒人や白人、ヒスパニック系でない人が多いという結果がでました。「カリフォルニアでは、この集団は主にアジア系で構成される」そうで、アジア系は他の人種よりも電磁波過敏症になりやすい可能性も考えられます。

表1　電磁波・化学物質過敏症の主な症状

化学物質過敏症の主な症状 手足の冷え、疲れやすい、めまい、睡眠障害、不安感、うつ状態、頭痛、記憶力低下、集中力低下、意欲の低下、関節痛、筋肉痛、気道の閉塞感、下痢、時に便秘、目の刺激感、目の疲れ、鼻の刺激感、味覚異常、音に敏感になる、鼻血、不整脈、胸部痛、皮膚炎、喘息、自己免疫疾患、皮下出血、生理不順、性器不正出血、月経前困難症、頻尿、排尿困難など 参考）石川哲、宮田幹生『化学物質過敏症――ここまできた診断・治療・予防法』（かもがわ出版、1999年）をもとに著者が作成。
電磁波過敏症の主な症状 不安感、うつ、睡眠障害、喘息、呼吸困難、乾いた咳、心臓の痛み、動悸、集中力低下、記憶力低下、嗅覚・味覚障害、倦怠感、頭の鈍痛や鋭い痛み、疲労感、耳の圧迫感や熱感、耳鳴り、鼻詰まりや鼻水、皮膚の乾き、皮膚の痛みや炎症、皮膚が焼けるような感覚やひりひり感、皮膚の発疹や赤み、むくみ、背中の痛み、関節痛など 参考）Eltiti ら “Development and Evaluation of the Electromagnetic Hypersensitivity Questionnaire” *Bioelectromagnetics*（2007）をもとに著者が作成。

しかし、アジア諸国では電磁波過敏症の有病率を調べる調査は行なわれていません。私が主催するＶＯＣ‐電磁波対策研究会（現在は、いのち環境ネットワーク）は二〇〇九年に電磁波過敏症を発症した方を対象にアンケート調査を行ないましたが、電磁波過敏症だと医師に診断された人は四五％、自分の判断で電磁波過敏症だと思っている人が四九％でした。化学物質過敏症と医師に診断された人は四九％、自分の判断で化学物質過敏症だと思っている人が二七％でした。診断されたグループと自己判断のグループを合わせると、併発率は七六％でした。

なお、過敏症だと思っている人に病院で診断を受けていない理由を聞くと、「近くに専門病院がない（五一％）」、「電磁波や化学物質に反応するので外出が困難（二二％）」などで、診療を受けたくても受けられない事情があるようです（論文投稿中）。

オーストリアのグラーツ工科大学が一九九四年

に発表した論文では、人口の二％が電磁波過敏症だとされましたが、二〇〇八年の発表では三・五％と、約一・八倍に増えています。電磁波へ曝される機会が増えるにつれて、電磁波に敏感な人が増えているのかもしれません。

過敏症を治すためにも、発症を予防するためにも、化学物質や電磁波などの環境因子を避けることが必要です。化学物質や電磁波による環境汚染が進めば、過敏症を発症する人が増えていく可能性もあり、アメリカやカナダ、欧州連合（EU）では、屋内環境を改善するために、電磁波や化学物質を減らすよう求める報告書も出しています（第二章参照）。

海外では過敏症を障害として認定

電磁波過敏症を障害として捉えている国がいくつかあります。米国政府のバリアフリー問題を扱う「建築交通バリア・コンプライアンス委員会（通称＝アクセス委員会）」は、二〇〇二年、化学物質過敏症と電磁波過敏症は、「主な生活活動を一つ以上制限され、神経学的に呼吸器やその他の機能を大変重篤に害しているなら、アメリカ障害者法（ADA）の下、障害として見なされるであろう」と連邦政府の文書で公式に認めました。

ADAでは、障害を「主な生活活動の一つかそれ以上を実質的に制限する、身体的または精神的障害」と定義しています。「主な生活活動」とは、自分自身のケア、労力のいる仕事を行なうこと、見ること、聞くこと、はなすこと、眠ること、集中すること、考えることなど行動全般に関わることとされています。さらに、免疫系、正常な細胞成長、消化、腸、膀胱、神経、脳、呼吸、循環、内分泌、生殖の機能など、主な身体の機能も「主な生活活動」として明記されています。

日本では、障害は病名や障害の程度、症状の永続性、原因疾患によって細かく規定されています。このような障害認定のあり方を「医学モデル」といいます。その基準に合致しないと障害として認められないため、新しく発生した病気になった患者は障害認定を求めて、行政へ働きかけを続けなければなりません。一方、アメリカや欧州では、「社会モデル」を採用しています。障害の問題は障害者個人ではなく、障害によって不利益が生じる社会に原因があると考え、問題となっている環境因子を取り除くことで問題を改善しようと考えます。

障害が発生するのは社会に問題があるからで、その欠点をなくすために取り組むという視点は、あらゆる難病や障害を抱えた人の社会参加を保障するうえで非常に重要です。車いす用のスロープがあれば、足が不自由でも外出できるように、電磁波過敏症の人にあわせて「環境因子（電磁波）」を減らせば、他の人と同じように社会活動に参加できます。

電磁波過敏症はスウェーデンでも機能障害として認定され、法律で定められたケアを受けることができます。スウェーデン政府は、国連総会で一九九三年に採択された「障害者の機会均等化に関する基準規則」に従っており、障害者は、社会サービス法や一定の機能障害がある人のための支援とサービスに関する法律（LSS法）など、スウェーデンの法律に基づいて必要とするさまざまなサポートを受けることができます。

LSS法では、医学的審査で機能障害があると認められれば、自治体のソーシャルワーカーが「日常生活上、重大で継続する困難があるか」を、面接や観察を通じて評価します。

なお、国連の「障害者の機会均等化に関する基準規則」では、「個人のニーズ（リハビリテーションや補助具等）と社会の欠点（参加への種々の障壁）両方に取り組む」必要性を認め、障害者が社会の一員として、医療、教育、就労、家庭生活、文化、スポーツ、レクリエーション、社会サービスなどに参加できるよう、保障することを加盟国に求めています。

過敏症を発症した後、多くの患者が経済的・社会的不利益に直面しています。VOC・電磁波対策研究会（現在、いのち環境ネットワーク）が二〇〇九年に電磁波過敏症になった人を対象に行なったアンケート調査では、有効回答者七五人中四〇人が発症前まで働いていましたが、そのうち六五％が退職や収入減少を余儀なくされました。医療関係者と教育関係者が各二〇％で、会社員とパートタイマーは各二三％でした。しかも、電磁波の少ない家電製品の購入、住宅の電磁波対策などで有効回答数全体では総額一億六八〇〇万円もの費用が発生しています（Pathophysiology,2012,vol.19,No2,95-100）。

今の社会は、非障害者に合わせて作られてきましたが、障害のある人が社会参加する権利を確保するためには、生活のあらゆる面で社会的な不利益を受けないよう、環境因子を改善していく必要があります。

なお、病気として診断名がつくには明確な診断基準が必要ですが、電磁波過敏症は個人差が大きく、さまざまな症状がでるのが特徴で、診断基準を設けるのが難しいという面もあります。そこで、スウェーデンの厚生衛生局は、「電気とアマルガム（合金）の問題に関わる患者の受け入れに関する一般的なガイドライン」を一九九八年にまとめました（表3参照）。アマルガムとは、銀、水銀、銅、亜鉛な

表2　電磁波の単位と用語解説

用語	単位
周波数	ヘルツ（Hz）電磁波の波が1秒間に振動する回数
波長	cmまたはkm　電磁波の波一つ分の長さ
電場（電界）	ボルト／メートル（V／m）1mあたりにかかる電圧
磁場（磁界）	ガウス（G）またはテスラ（T） 1マイクロテスラ（μT）＝10ミリガウス（mG）
エネルギー比吸収率（SAR）	ワット／キログラム（W/kg）高周波電磁波が生体組織に吸収される熱量。体全体のエネルギー吸収比を示す「全身SAR」と体の一部での吸収比を示す「局所SAR」がある
電力密度	マイクロワット／平方センチメートル（μW／㎠） 1㎠あたりに何μWの熱量が通過するかを示す

図3　電磁波の種類

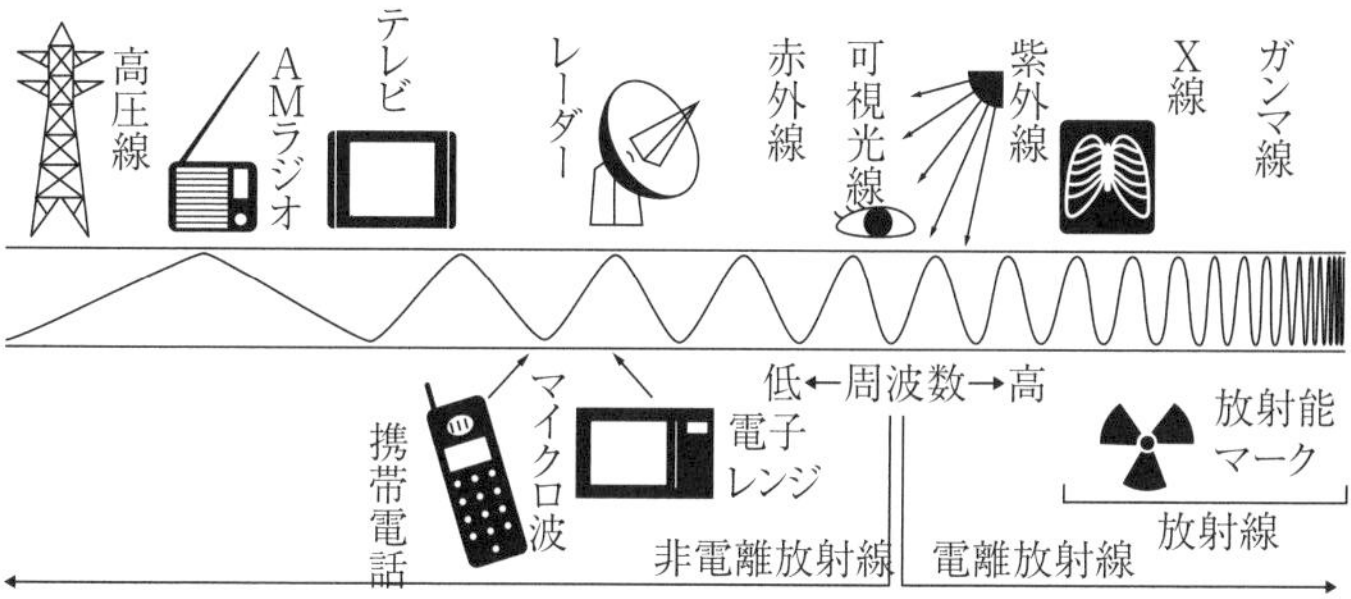

出典：荻野晃也『危ない携帯電話』（緑風出版）

私たちの暮らしは、さまざまな電磁波に囲まれています。家電製品を動かしたり、照明をつけるために、東日本では周波数50Hz（ヘルツ）、西日本では60Hzの低周波電磁波を利用しています。

第三世代携帯電話は、だいたい2GHz（ギガヘルツ）の無線周波数電磁波を使用しています。これは20億Hzに相当します。60Hzでは、1秒間に60回振動しますから1回の波の長さは5000kmですが、20億Hzだと1回あたりの波長は約15センチと、非常に短くなります。

このように異なる周波数帯を、家電製品を動かす商用電力や、テレビやラジオ放送、携帯電話など、さまざまな用途に使っているのです。

表３　電気とアマルガムの問題に関わる患者の受け入れに関する一般的なガイドライン

・耳を傾け、患者を真剣に扱い、信頼を促すこと ・さまざまな症状を述べる十分な時間を患者に与えること ・症状や問題は想像ではなく、現実であることを理解すること ・患者の説明を尊重すること ・多様な医学的検査に対する権利があることを説明すること

どの化合物で歯科治療に使われています。スウェーデンでは、アマルガムなどの金属を歯に詰めてから、疲労感や睡眠障害を訴える「歯科材料損傷」の人が人口の一〜三％、電磁波過敏症の人が三〜九％います。歯科材料損傷の患者の半数以上が電磁波への過敏性を訴えるなど共通点も多く、アマルガムなどの金属を除去して、電磁波過敏症の症状が改善したという報告もあります。

このガイドラインの策定に関わった厚生衛生局のマーティン・トンデル博士は、「電磁波過敏症の患者にとって大切なのは初期診療（プライマリーケア）。最初の段階で知識とその問題に関心がある医者に見てもらうことが大事で、専門的で尊敬できる治療と偏らない評価が重要だ」と、二〇一〇年に大阪で開かれた講演会で発表しています。

国によって異なる被曝規則

電力や電磁波を利用することで私たちの暮らしは便利になりましたが、その一方で、健康影響を指摘する研究も次々に報告され、携帯電話基地局の周辺では、不眠や頭痛、耳鳴りなど体調不良を訴える人が各国で増えています。

フランスでは、健康不安を訴える住民の主張が裁判で認められ、携帯電話基地局が撤去されたケースもあります。

図4　電磁波規制の比較

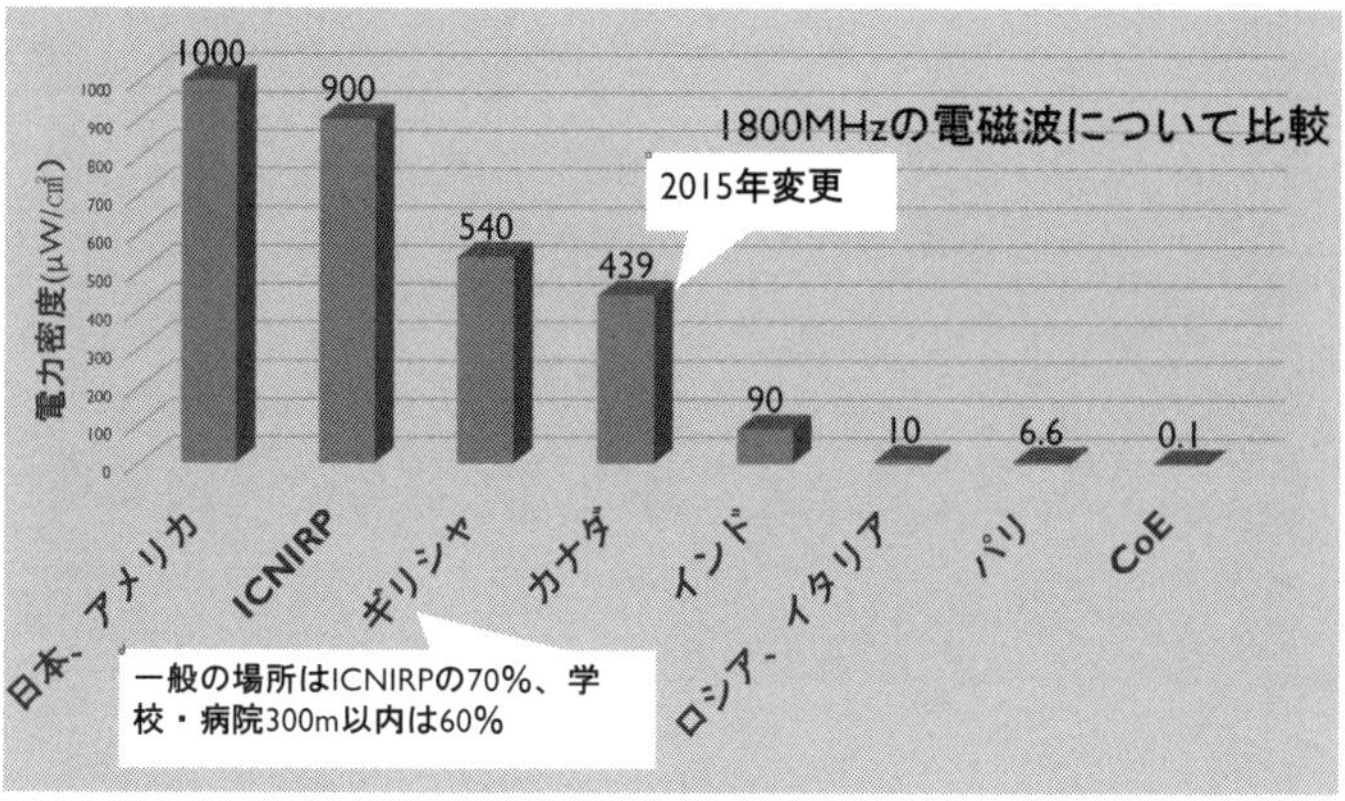

周波数によって規制値は異なりますが、国や自治体によっては、日本よりはるかに厳しい値を採用しているところもあります。

かつては国際非電離放射線防護委員会（ＩＣＮＩＲＰ）のガイドラインに準じている国が大半でした。ＩＣＮＩＲＰは強い電磁波へ短時間被曝されて熱上昇が起きる「熱効果」に基づいて、ガイドラインを定めていますが、携帯電話が普及するにつれて有害な健康影響を示す研究が増え、ＩＣＮＩＲＰよりも厳しい規制を導入する国や地域が増えていきました。熱効果が起きない程度の低い被曝レベルでも、細胞では酸化ストレスやＤＮＡ損傷、神経伝達物質やホルモン分泌の異常、アポトーシス（細胞の自然死）の増加など、「非熱効果」と呼ばれる影響が起きていることがわかってきました。

日本とアメリカ、カナダの指針は、周波数一八〇〇MHzに対して電力密度一〇〇〇μW／㎠まで認め、ＩＣＮＩＲＰよりも高い指針を採用していました。しかし、カナダは二〇一四年に、最新の科学的証拠に基づいて指針値の見直しを開始し、翌年、四三九μW／㎠に引き下げました。

ワシントン州立大学名誉教授のマーティン・L・ポール博士は、この見直しで、非熱効果が考慮されていないことを強く批判していますが、逆にいうと、熱効果に基づく研究だけでも、かつての指針値の半分以下にするだけの科学的証拠があったことになります。日本とアメリカは、まだ一〇〇〇μW／㎠を採用していますが、カナダのように見直しを検討するべきではないでしょうか。

ロシアは、世界に先駆けて一九五〇年代に電磁波の研究を始め、膨大な研究データを持っており、基地局周辺の被曝量を一〇μW／㎠に規制し、ほとんどの東欧諸国もこの基準に準じています。ロシアが厳しい規制を導入しているのは、携帯電話ユーザーはリスクを承知で購入し利用していますが、携帯電話基地局周辺の住民は、自分の意志とは無関係に設置されるからです。

また、基地局を設置する際は、自治体の建築許可証の他に、各地の衛生疫学センターが電磁波被曝レベルなどを計算し、試験結果に基づいて発行する「衛生疫学許可証」が必要です。

ロシア非電離放射線防護委員会のユーリ・グリゴリエフ委員長は「西欧の基準は、一般の電磁波防護に相応しくない」と批判しています。

フランスはICNIRPに準じていますが、高層の建物が多く、アンテナの近くで被曝する住民が多いパリ市は、携帯電話事業者と独自に協定を結び、六・六μW／㎠規制を採用しています。ギリシャは、一般の環境ではICNIRPの六〇％以下、病院や学校から三〇〇メートル以内は七〇％以下に規制しました。欧州評議会（CoE）は、暫定的に〇・一μW／㎠、将来的には〇・〇一μW／㎠規制を導入するよう、加盟四七カ国に勧告しています。

表4　IARCの分類

人間に対して発ガン性がある（グループ1）	アスベスト、γ線、プルトニウム237、放射性ヨウ素、中性子線、X線など
人間に対しておそらく発ガン性がある（グループ2A）	クレオソート、紫外線など
人間に対して発ガン性の可能性があるかもしれない（グループ2B）	アセトアルデヒド、DDT、ジクロルボス、極低周波磁場、無線周波数電磁場など
人間に対して発ガン性があると分類されない（グループ3）	静電場、静磁場、極低周波電場など
人間に対しておそらく発ガン性がない（グループ4）	カプロラクタム

低周波電磁波の基準にも問題があります。送電線などから発生する、三〜四mGの極低周波磁場へ長期間曝されると、小児白血病の発症率が二倍になるという疫学研究がいくつもあります。ところが、二〇一〇年に改訂されたICNIRPガイドラインは、一般の人のための制限値を二〇〇μT（二〇〇〇mG）に引き上げました。これを受けて経済産業省の原子力安全・保安院は、二〇一一年三月三一日、変電所や送電線、変圧器などの電力設備から発生する磁場を二〇〇μT（二〇〇〇mG）に規制する、省令改正を行ないました。

WHOの下部機関である国際がん研究機関（IARC）は、二〇〇一年に極低周波磁場（三〜三〇〇Hz）には「発ガン性の可能性があるかもしれない」と認め、WHO国際電磁場プロジェクトは小児白血病との因果関係は「限定的」としながらも、予防的対策をとる必要があることを二〇〇七年に認めています。

IARCは化学物質や電磁波、食品などさまざまな物質が人間に対する発ガン性を持っているかどうかを評価し、五段階に分類しています（表4参照）。

二〇一一年五月三一日には、無線周波数電磁波についても「発ガン性の可能性があるかもしれない」と認めました。これは、一四カ国、三一人の科学者がフランスのリヨンで会議を開き、数百もの科学的文献を検討して出した結論です。IARCは、プレスリリースの中で、一日に三〇分、一〇年以上使うと神経膠腫《こうしゅ》のリスクが一・四倍になることを示した研究があることを紹介しています。IARCディレクターのクリストファー・ワイルド氏は、携帯電話のヘビーユーズに関する調査がさらに必要なことを認め、当面は「ハンズフリー装置を使ったり、(通話ではなく)メールをするなどの実際的な対策が必要だ」と述べました。

ちなみに、グループ2Bには、殺虫剤として使われてきたDDTも含まれていますが、DDTは発ガン性の可能性が認められたほか、環境ホルモンの疑いもあるとされています。このため、一九八一年に国内での製造・使用・販売が禁止されました。

無線周波数電磁波をグループ2Bに分類したIARCの発表を受けて、今後、各国政府がどのような対策をとるのか、注目されます。

なお、IARCでは業界団体の圧力を避けて会議の透明性を保つために、会議に参加する科学者を会議開催の二カ月前に公表しています。業界と関係のある科学者が参加者に含まれていたり、会議前に業界団体から接触を受けた場合は報告するよう、呼びかけています。今回の無線周波数電磁波の認定会議でも、参加予定だった科学者一名が業界団体と繋がりのあることがわかって、排除されています。

二〇〇七年八月、電磁波の研究で著名な研究者で構成されたバイオイニシアティブ・ワーキンググループは、厳しい勧告値を示しています。電磁波の健康影響を評価した報告書「電磁波(ELFと

RF）の生物学的影響に基づいた公衆被曝基準の論理的根拠」（以下、バイオ報告）を発表し、送電線などから発生する極低周波磁場については送電線などを新設する場合や妊婦・子どものいる住宅で一mG、携帯電話等の無線周波数電磁波については屋外で電力密度が〇・一μW／㎠以下になるよう勧告しています。将来、電磁波の影響が明らかになればこの値はさらに引き下げられる可能性があるとも述べ、予防的な対策を導入するための暫定的な基準と位置づけています。

参考文献

P. Levallois, R. Neutra, G. Lee, and L. Hristova（2002）, Study of self reported hypersensitivity to electromagnetic fields in California, ***Environ mental. Health Perspect.*** 110（4）

J. Schröttner and N. Leitgeb（2008）, Sensitivity to electricity temporal changes in Austria, ***BMC Public Health,*** 8

Federal Register Vol.67, No.170

日本社会実業大学　障害者の法的定義研究会（一九九五年）「日本における障害者の法的定義――その現状と課題――」（障害保健福祉研究情報システム、http://www.dinf.ne.jp/doc/japanese/prdl/jsrd/rehab/r083/r083_005.html）

於保真理・浜田朋子・木口恵美子・佐藤久夫（二〇〇六年）「各国における『障害概念』『障害定義』の動向」（『障害者問題研究』、第34巻第1号、全国障害者問題研究会）

A.Lindmark,T.Wikmans (2008), Are they really sick? A report on persons who are Electrosensitive and / or Injured by dental Material in Sweden, Journal of orthomolecular medicine, 23

2　過敏症に関する海外の動向

因果関係を認めないＷＨＯの見解に批判

二〇〇五年一二月、世界保健機関（ＷＨＯ）の国際電磁場プロジェクトは、「電磁波過敏症（ＥＨＳ）」と呼ばれる新しい病気があることを公式に認めましたが、電磁波との因果関係は証明されていないと否定的な見解を示しました。各国政府に対し「現時点では電磁波過敏症と電磁場被曝の間に科学的な根拠が存在しない」と説明することを求めました。

これを受けて日本政府、総務省は、ＷＨＯの見解から「現時点」という言葉を抜いて、「ＥＨＳと電磁場被曝のあいだに科学的な根拠が存在しない」と説明してきました。あたかも「科学的な根拠が完全に否定された」かのような、誤解を招く表現です。

ＷＨＯ発表の一カ月前、イギリスの健康保健局（ＨＰＡ）のニール・アーヴィン博士は、報告書「電磁波過敏症の定義、疫学、治療」で、電磁波過敏症を訴える人が多様な症状を持つことを報告しつつも、症状と電磁波被曝の「因果関係を認めたわけではない」と述べています。

私はＷＨＯの見解が発表された直後、電磁波過敏症や化学物質過敏症など環境因子に関わる病気の治療で世界的に有名な、アメリカのウィリアム・レイ博士にコメントを求めたことがあります。レイ博士は「彼らは間違っている」と明快に否定し、「電磁波過敏症かどうかを、医学的検査で診断することは可能だ」と述べました。「電磁波過敏症の治癒率は八〇％。男性と女性の発症率はほぼ同じだが、女性は男性より敏感で、治るのも早い」ということでした。

オーストリア、ザルツブルク州公衆衛生局のゲルド・オバーフェルド博士にも同じ質問をしましたが、「ＨＰＡやＷＨＯの見解は経験的、疫学的な科学的証拠によって裏付けられていないし、これらの組織にとって恥になるだろう」と述べていました。

各国の研究者や医師は、電磁波過敏症患者の救済と子どもや妊婦の保護、現在の基準値の見直しを求め、毎年のように決議や声明を発表しています。例えば、ザルツブルク決議（二〇〇〇年）、フライブルク・アピール（二〇〇二年）、カタニア決議（二〇〇二年）、ヘルシンキ・アピール（二〇〇五年）、ベネヴェント決議（二〇〇六年）、ロンドン決議（二〇〇七年）、ヴェニス決議（二〇〇八年）、セレタン科学委員会勧告（二〇〇九年）などです。

セレタン科学委員会は人工的な電磁場が前例のない規模で全世界的な被曝状況を作り出して公衆衛生に影響を与えていることを確認し、新しい被曝基準を提案しました。また、必要とされる具体的な対策も提示しています（表5参照）。

規制をめざす欧州

二〇〇八年九月、欧州連合（ＥＵ）の欧州議会は「欧州環境衛生行動計画二〇〇四―二〇一〇年の

表5　セレタン科学委員会の主な勧告

- どの年齢の子どもも携帯電話やコードレス電話、PDA（携帯情報端末）を使わないこと。
- 妊婦は携帯電話やコードレス電話、PDAを使わないこと。
- 子どもや妊婦の側では携帯電話やコードレス電話、PDAの使用時間を短くすること。社会の中で最も傷つきやすい人たちが、健康を害する脅威を感じずに、公的な場所へアクセスできるようにすべきだ。
- 公的な場所や公共交通機関へのアクセス、とくに閉鎖された空間（列車、飛行機、バス、車など）で、意思に反して被曝をする場所は、過度の電磁場被曝のリスクなしに利用できるようにすべきだ。
- 学校での有線インターネット接続を勧め、校内に無線インターネットを導入しないよう強く勧告する。無線インターネットは、子どもたちに長期間で広範囲の電磁場被曝を作り出す。

中間報告」を賛成多数（賛成五二二票、反対一六票）で採択しました。これは欧州委員会（EUの政策執行機関）が二〇〇四年から行なってきた行動計画の中間評価です。化学物質や電磁波など、屋内の環境因子の規制を求めています。

とくに、携帯電話やUMTS（欧州の第三世代携帯電話の規格）、無線LAN、WiMAX、ブルートゥース（短距離無線通信）のような移動通信機器、デジタル式無線電話から発生する電磁波で健康リスクが起きることを指摘し、一般の人々のために設けられた被曝に関する規制値が時代遅れであることを訴えました。「それらの規制値は、情報・通信技術の開発や、妊婦や新生児、子どもなどの傷つきやすいグループを考慮していない」というのがその理由です。「中間報告は、未然防止と予防原則の利点を認め、環境と健康の潜在的な脅威を予測し、対抗できる手段を開発し実行することを、欧州委員会と加盟国に促す」と述べています。

さらに、二〇〇九年四月には、欧州議会で「電磁場に関わる健康影響に関する報告書」が、圧倒的賛成多数（賛成五五九人、反対二二人）で採択されました。この報告書では、スウェーデンを手本として電磁波過敏症の人を認知すること、適切な防護を認めることも明記されています。

　ＥＵでは欧州委員会が法案決定権を持ち、欧州議会は意見を表明するだけなので、議会で採択されただけでは意味がないという人もいます。しかし、欧州議会は投票数の三分の二以上かつ総議員数の多数決で欧州委員会を総辞職させることができます。ＥＵ諸国では、電磁波は環境汚染因子の一つとして認識されており、携帯電話基地局の反対運動が各国で多発し、関心も高まっているので、これらの決議が圧倒的賛成多数で可決されているようです。

　二〇一〇年三～四月にＥＵの欧州委員会は、加盟二七カ国で、電磁波の意識調査を行ないました。二〇〇六年に行なった同様の調査では、「電磁波の影響を心配している」と答えた人は四八％でしたが、今回の調査でもほぼ同数の四六％が健康影響を懸念していました。個別の電磁波発生源について心配しているかどうか尋ねると、高圧送電線や携帯電話基地局、携帯電話の電磁波によって有害な健康影響を受けると感じている人は三分の二以上を占めます（図４参照）。

　また、「公的機関は、電磁波の潜在的な健康影響から人々を守っていない」と考える人は五八％いました。「ＥＵは、これらの潜在的な健康影響について知らせるべき」が四八％、「ＥＵは製品の安全基準を設けるべき」が三九％、「ＥＵは公衆衛生保護のためにガイダンスをつくるべき」が三六％いました。この意識調査からも、電磁波に関する関心の高さが伺えます。

　欧州評議会（ＣＯＥ）の議員会議でも二〇一一年五月二七日、ジーン・フス議員が提出した議案「電磁場の潜在的な危険性と環境におけるそれらの影響」が採択され、電磁波対策をするよう加盟国へ勧告されました。欧州評議会はＥＵとは別の組織で、ＥＵの全加盟国の他に、ロシアやトルコを含めた

図５　EU27カ国の電磁波意識調査

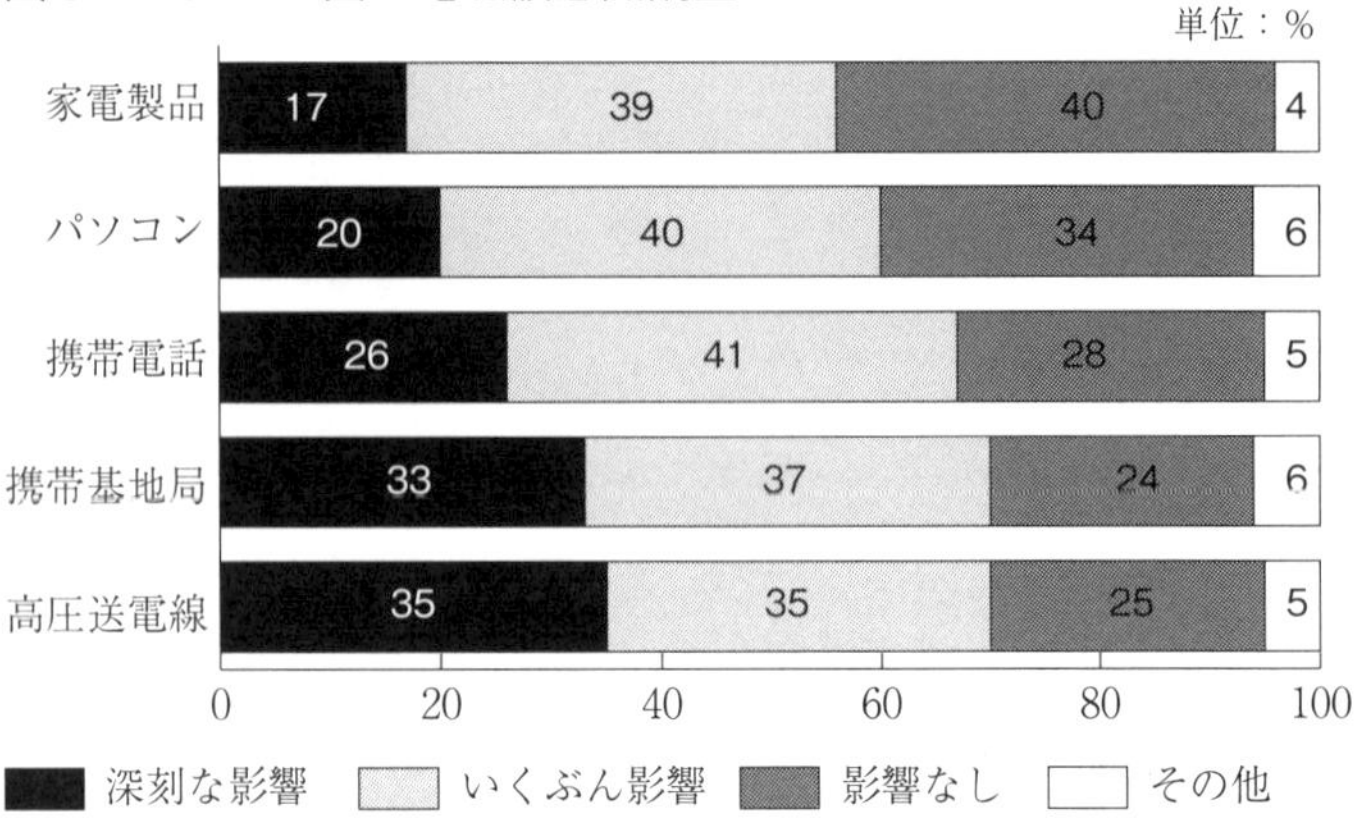

参考）Special Eurobarometer Electromagnetic fields（2010）より著者作成

四七カ国が加盟し、人権や環境問題に取り組んでいます。

　フス議員の議案では、電磁波過敏症の人に細心の注意を払い、無線周波数電磁波のないエリアをつくることも含め、特別な対策を導入することや、携帯電話やデジタル式携帯電話、無線ＬＡＮを教室や学校で禁止すること、携帯電話やＷｉＭＡＸ基地局を設置する際は、事業者の関心だけで決めるのではなく、自治体や地域住民、関心のある市民団体などと相談して決めることなどを求めています。

ＥＵ諸国の対応

　ＥＵ諸国では国によって、さまざまな規制や対策をとっています。

　オランダでは、社会基盤・環境省が、年平均で磁場が〇・四μT（四mG）を越える送電線付近に、子どもたちが長期間滞在する状況を新たにつくるのを避けるよう、勧告しています。

ルクセンブルクでは、新たな住宅地に架空送電線（鉄塔に設置する送電線）を近づけないよう、一九九四年に勧告しています。人々が短時間でも過ごす場所では、携帯電話基地局のアンテナ毎に電場で三V／m（電力密度約二・四μW／㎠）の規制を設けています。二〇〇〇年以降、地方自治体は携帯電話基地局の許認可手続きを行なっておらず、訴訟が増えているそうです。また、携帯電話基地局の地図はインターネットで公開されています。

ベルギーでは二〇〇九年に、携帯電話基地局に関する法的権限が地方へ移管されました。具体的な規制は地域によって異なります。ブリュッセル首都圏地域では電場で三V／m（電力密度で二・四μW／㎠）、ワロン地方では住宅地で、アンテナごとに三V／mです。

デンマークでは送電線の電磁波問題への関心が高く、一九九五年以降、送電線網の所有者は送電線の下の土地を左右各八〇mまで自主的に購入しています。

イタリアでは、無線周波数電磁波について電場六V／m（電力密度で九・五μW／㎠）、新しい送電線や建物について三μT（三〇mG）という予防的制限値が設けられています。また、職場で携帯電話とコードレス電話を長時間使ったため、三叉神経に腫瘍ができたという男性が裁判を起こしましたが、二〇〇九年一二月に電磁波と腫瘍の因果関係を認める判決が出ています。

ギリシャでは、原子力エネルギー委員会（ＣＡＥＣ）やその他の関連機関が、基地局が設置された市街地の二〇％を毎年測定することになっています。また、依頼があれば二〇日以内に測定し、これらの結果はインターネットで公開されます。

表6　ＩＥＱ報告書で発表されたクリーンエア・ルームの基準

・禁煙
・香料がない
・カーペットの搬入を含め、改装や改築を最近していない
・携帯電話の電源オフ
・コンピューターやその他の電気設備の電源を切るかプラグを抜くことができる
・蛍光灯を切ることができる
・窓を開け、空気の流れや温度を調節できる

屋内環境の改善をめざすアメリカ

現代人は一日の九〇％を屋内で過ごすと言われています。アメリカでは屋内の空気環境を改善するために環境保護庁（ＥＰＡ）も取り組んでいます。アメリカの連邦政府機関でバリアフリー問題を扱う「建築交通バリア・コンプライアンス委員会（通称アクセス委員会）」は、二〇〇二年、電磁波過敏症と化学物質過敏症を障害として認め、過敏症の人々の「必要性を綿密に調べ、これらの人々のアクセシビリティ問題に取り組む」と述べています。

同委員会からの資金提供を受けて、米国立建築科学研究所（ＮＩＢＳ）は、化学物質過敏症と電磁波過敏症の人のために、屋内環境の質（ＩＥＱ）を改善する対策を検討しました。このプロジェクトには化学物質過敏症や電磁波過敏症の団体の代表、屋内環境の専門家、建築産業の代表などが加わっています。

同プロジェクトの報告書「ＩＥＱ報告」（二〇〇五年）では、「電磁場に敏感な人々にとって、携帯電話や基地局、ポータブル電話、コンピューター、蛍光灯、遮蔽されていない変圧器や配線、再充電バッテリー、無線機

器（中略）その他の数多くの電気機器が存在することは、建物にアクセスできなくさせる」と示し、電磁波過敏症や化学物質過敏症など環境因子に反応する人のために、商業ビルと公的ビルに、発症者が利用可能な「クリーンエア・ルーム」を設けることを勧告しました。クリーンエア・ルームを設置するための要件として、「化学物質過敏症やぜんそく、その他の呼吸器疾患など、空気で運ばれる汚染物質によって有害な影響を受ける人や、電磁波過敏症などの電気設備や施設からの電磁場によって有害な影響を受ける人が、もっと利用可能でアクセス可能な移動経路や設備、部屋を確認するために使われる基準」も定め、発表しています（表6参照）。

この基準ではさらに、「建物の入り口からクリーンエア・ルームへの移動経路は、できるだけ短くすること」「携帯電話は移動経路とトイレで電源を切るべきだ」とも明記されています。

報告書では「アメリカ障害者法（ADA）と他の障害者法によると、公的ビルや商業ビルは、化学物質過敏症や電磁波過敏症によって障害者になった人のために、合理的な調整をすることが求められている」としています。場所の提供者には、「蛍光灯の代わりに白熱灯を提供すること」「屋内外の殺虫剤の使用や清掃、改装を会議の後まで遅らせること」「サービスを提供するために、タバコを吸わず香料をつけていない人を、勤務時間ごとに最低一人用意すること」も求めています。

サンフランシスコ市の「携帯電話知る権利条例」

二〇一〇年六月、サンフランシスコ市は、環境条例を改正し、携帯電話の販売店にSAR（エネルギー比吸収率）を表示するよう義務づける「携帯電話知る権利条例」を施行しようとしました。ＳＡＲとは、組織に吸収されるエネルギーの量を示す単位で、値が低いほど健康影響が少ないと考えられています。米国連邦通信委員会（ＦＣＣ）の規制では、頭部へのＳＡＲ値は一・六Ｗ／kgで、日本では二Ｗ／kgです。

アメリカでは過去にメイン州やカリフォルニア州でも、同様の条例を制定する動きがありましたが採択されず、条例採択に漕ぎ着けたのはサンフランシスコ市が初めてだということです。しかし、携帯電話事業者の業界団体ＣＴＩＡの妨害を受け、市は変更を余儀なくされました。

サンフランシスコ市がこの条例を制定しようとした理由は、欧州連合（ＥＵ）やイスラエルの政府当局と科学的団体などが、携帯電話電磁波の長期被曝の潜在的な有害性を認め、子どもたちの携帯電話使用について警告を出したこと、商品によってＳＡＲ値は大きく異なるのに消費者には知らされないこと、などがあります。

サンフランシスコ市は販売店に市環境局が作ったポスターを掲示し、消費者が携帯電話を買う前に判断材料となる情報を得られるようにしようとしました。

ポスター原案には、携帯電話の電磁波は体に吸収され、そのリスクは大人よりも子どもの方が大きいこと、電源を入れたままポケットに入れて持ち歩かないこと、ＳＡＲ値が低ければ体に吸収されるエネルギーも少ないことなどを表示していました。

また、店内にディスプレイされた携帯電話にＳＡＲ値を表示することも販売店に求め、違反した場合は罰金を課すことになっていました。

この条例は、消費者に電磁波のリスクを伝え、商品を選ぶ際の目安としてＳＡＲ値と健康影響に関する情報を示す画期的なものでしたが、業界団体ＣＴＩＡは、この条例に反発しました。ＦＣＣが定めた値では健康を守れず、他の携帯電話よりも安全な商品があると消費者を誤解させるものだ、としてサンフランシスコ市を提訴したのです。

これを受けてサンフランシスコ市は、裁判で争うのではなく、条例を改正することにしました。二〇一一年七月に発表された新しい条例では、ＳＡＲ値の表示を販売店に求めていません。しかし、携帯電話が無線周波数電磁波を発生させることや、体と携帯電話を離しておくこと、通話よりスピーカーホンを使ったりメールを送ったりすること、などのアドバイスをしています。

同条例では、店内に市が作ったチラシを置くことも求めています。そのチラシには、「世界保健機構（ＷＨＯ）が無線周波数電磁波を、発ガン性の可能性があるかもしれないと分類した」ことも明記されています。販売される携帯電話のパッケージには、「あなたの体と頭は、携帯電話の無線周波数電磁波を吸収します」と書かれたステッカーを貼ることも求めました。

業界団体ＣＴＩＡはこの新条例は「最初の条例よりも悪い」と反発し、再び提訴しました。「誤解を招く声明で、いたずらに人心を騒がす図柄」を販売店に掲示・配布するよう求めるのは、言論の自由を保障した合衆国憲法修正第一条に違反するというのです。

裁判では、サンフランシスコ市のポスターやチラシは誤解を招くとされ、図案や文章の変更が命じられました。

最終的に、サンフランシスコ市は、当初の図案や文章を変更して、左記のようなポスターを作り

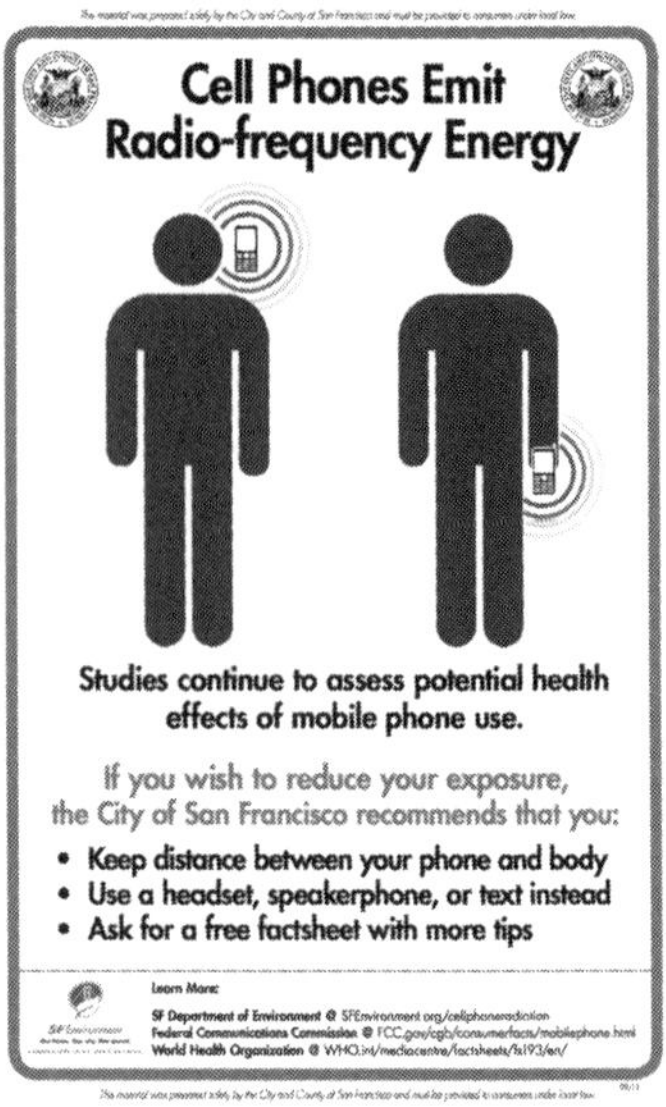

ました。

最初の案では、前述したように携帯電話を体から離すことなどをアドバイスしていましたが、最終版では「もし被曝を減らしたいなら、サンフランシスコ市はそれを勧めます」という文章が入り、イラストも含め全体的にやや控えめな表現になっています。

それでも、携帯電話電磁波について知る権利を保護する条例が施行された意義は大きいといえます。業界団体の反発は激しいようですが、それも危機感の現れかもしれません。このような条例制定の動きは他の自治体にも広がるでしょうし、いずれはタバコのように、宣伝広告のあり方にも規制がかかるのではないでしょうか。

フランスでは法律でSAR値公開を義務づけ

フランスでは、二〇一一年四月から携帯電話を販売する際にSAR値を表示することが、法律で義務づけられています。エネルギーや環境、健康、廃棄物など多様な問題について法規制を定めた「環境に対する国の責任に関する法律」が二〇一〇年六月に国会で採択され、電磁波について新たな規制が設けられたのです。

この法律によって、国内で販売する携帯電話にはSAR値を表示することになり、携帯電話などの無線端末は、頭部への被曝を最小限にするハンズフリーのような付属品がないと、販売できないことになりました。一四歳以下の子どもを対象にした宣伝広告や、六歳以下の子どもの携帯電話使用も禁止です。幼稚園、小学校、大学では生徒や学生は携帯電話を使うことができません。被曝量の高い地域を確認するために、当局が二〇一二年一二末までに国内で電磁波測定を行ない、その結果を公表することになっています。

フランスには、条例で基地局を規制する自治体もあります。ウーラン市では、子どもがいる建物から一〇〇m以内に携帯電話基地局を建てることを禁止し、基地局の電磁波を〇・六V/m(〇・一μW/㎠)以下にするよう求める条例を二〇〇九年四月に発行しています。

電磁波過敏症を知らせるために

カナダのマーガレット・E・シアーズ医学博士は、政府機関であるカナダ人権委員会の報告書『環境過敏症の医学的全体像』(二〇〇七)の中で、電磁波や化学物質など環境因子の影響を指摘し、職場環境の改善を求めています。

「カナダ人の約三%は環境過敏症と診断され、より多くの人々が環境の中の化学的または電磁的現象に由来するいくらかの過敏性がある。人々は神経学的症状やその他のおびただしい症状を経験し、

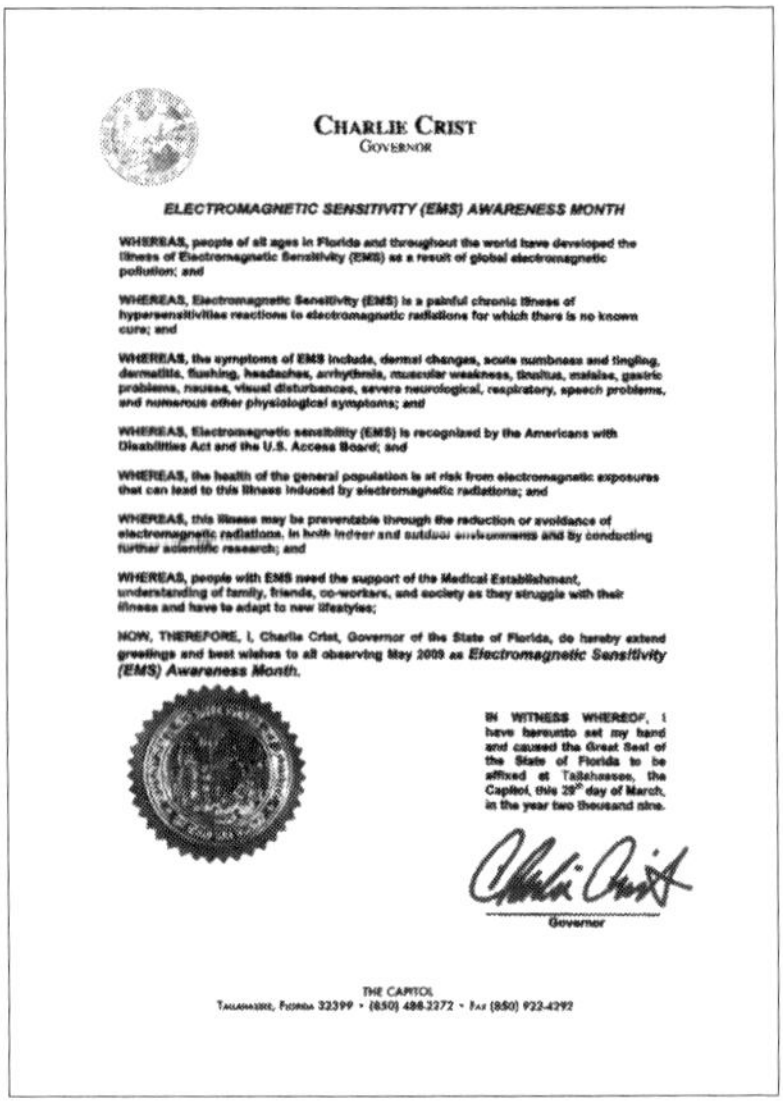
CHARLIE CRIST
GOVERNOR

ELECTROMAGNETIC SENSITIVITY (EMS) AWARENESS MONTH

WHEREAS, people of all ages in Florida and throughout the world have developed the illness of Electromagnetic Sensitivity (EMS) as a result of global electromagnetic pollution; and

WHEREAS, Electromagnetic Sensitivity (EMS) is a painful chronic illness of hypersensitivities reactions to electromagnetic radiations for which there is no known cure; and

WHEREAS, the symptoms of EMS include, dermal changes, acute numbness and tingling, dermatitis, flushing, headaches, arrhythmia, muscular weakness, tinnitus, malaise, gastric problems, nausea, visual disturbances, severe neurological, respiratory, speech problems, and numerous other physiological symptoms; and

WHEREAS, Electromagnetic sensibility (EMS) is recognized by the Americans with Disabilities Act and the U.S. Access Board; and

WHEREAS, the health of the general population is at risk from electromagnetic exposures that can lead to this illness induced by electromagnetic radiations; and

WHEREAS, this illness may be preventable through the reduction or avoidance of electromagnetic radiations, in both indoor and outdoor environments and by conducting further scientific research; and

WHEREAS, people with EMS need the support of the Medical Establishment, understanding of family, friends, co-workers, and society as they struggle with their illness and have to adapt to new lifestyles;

NOW, THEREFORE, I, Charlie Crist, Governor of the State of Florida, do hereby extend greetings and best wishes to all observing May 2009 as *Electromagnetic Sensitivity (EMS) Awareness Month.*

IN WITNESS WHEREOF, I have hereunto set my hand and caused the Great Seal of the State of Florida to be affixed at Tallahassee, the Capitol, this 29th day of March, in the year two thousand nine.

Governor

THE CAPITOL
TALLAHASSEE, FLORIDA 32399 • (850) 488-2272 • FAX (850) 922-4292

誘因因子を避けることは健康を取り戻すために絶対に必要な段階である」と述べています。「環境過敏症の人々のための配慮は、環境の質と労働者の作業効率を改善し、他の人が過敏症になるのを防ぐ機会になる」と指摘し、過敏症患者だけでなく、社会全体にとって利益があると訴えました。

　電磁波過敏症の社会的認知を求める動きも出ています。アメリカのフロリダ州のチャーリー・クリス知事は、二〇〇九年五月を電磁波過敏症の認識月間とする、と宣言しています。

宣言文（左写真）では、「フロリダと世界中あらゆる年齢の人々が、世界的な電磁波汚染の結果として、電磁波過敏症という病気を発症した」と明記しています。「電磁波過敏症は電磁波への過敏反応として起きる苦痛の多い慢性疾患で、治療法は分かっていない」、「電磁波過敏症はアメリカ障害法と米国アクセス委員会によって認められている」と述べています。屋内外の環境で電磁波を減らし、避けることでこの病気は防げるだろうと指摘し、「電磁波過敏症の人は医学的権威による支援、家族や友人、同僚、社会の理解を必要としている」として、この病気の存在を知る重要性を訴えました。

アメリカではこの他にも、コネチカット州とコロラド州でも、二〇〇九年五月を電磁波過敏症の認識月間と宣言しています。

また、カナダではコルウッド市とセントジョンズ市が二〇〇九年八月を、ノリスアーム町が二〇〇九年一〇月を、電磁波過敏症の認識月間と宣言しました。

参考文献

Mid-term review of the European Environment and Health Action Plan 2004-2010

Health concerns associated with electromagnetic fields（2008/2211（INI））, Committee on the Environment, Public Health and Food Safety

Information exchange meeting with Members States on the implementation of Council Recommendation 1999/519/EC

Federal Register Vol.67,No.170

http:wwww.accsess-board.gov/news/ieq.htm

FCC Notice of proposed rulemaking and further notice of proposed rulemaking

WWW.EMRPolicy.org

Margaret E Sears "The Medical Perspective on Environmental Health"（2007）Vanadian Human Rights Commission

サンフランシスコ市スーパーバイザー委員会　ファイル№.一一〇六五六

LOI n°2010-788 du 12 julliet 2010 portant engagement national pour L'environment(1)

3　過敏症専門医の見解

有機リンと電磁波の影響

北里研究所病院臨床環境医学センターの宮田幹夫先生は、化学物質過敏症外来で、化学物質過敏症や電磁波過敏症の患者を診療してきました。

「化学物質過敏症患者（CS）原因の1／2～1／3は有機リン剤によるといわれているが、この患者達はしばしば電磁波過敏を訴える」そうです（石川ほか（二〇〇八）『あたらしい眼科』Vol.25より引用）。

有機リンは第二次世界大戦中に毒ガス兵器としてサリンなどに利用された歴史があります。戦後は殺虫剤として、パラチオン、マラチオン、フェニトロチオン、クロルピリフォスなどに利用されてきました。

大量の有機リンに曝されると、けいれんや発汗、腹痛、嘔吐、下痢、しびれなどの症状が現れます。微量でも繰り返し、慢性的に曝されると、酵素の働きが阻害され神経系に異常が現れます。妊娠中の母親が有機リンに曝されると、子どもの精神神経機能の発育に影響を与える可能性があります。

この有機リンと電磁波の作用メカニズムには、類似する面があると宮田先生は言います。例えば、有機リン剤に曝されると血液脳関門が拡大し、脳に毒物が流入しやすくなります。九一五MHzの電磁波に曝されたラットは、血液脳関門が広がってフィブリノゲン（血液の凝固に関わる大きなタンパク質で、血栓の形成に関わる）の分子が侵入したという研究があるそうです。

動物実験では、有機リンも電磁波も、曝されると活性酸素を増やし、抗酸化物質が減少し、ＤＮＡを傷つけることが明らかになっています。また、細胞内でカルシウム代謝の異常が発生し、アポトーシス（細胞の死）を引き起こし、神経伝達物質であるアセチルコリンなどの代謝異常にも関わります。

宮田先生は「有機リンも電磁波も神経伝達物質に影響し、コリンエステラーゼ、セロトニン、エピネフリン、ギャバなどの神経伝達物質に作用します。神経伝達物質は電気的信号で働きますから、電磁波と有機リンが作用し合うのは当然なのです。ですから、化学物質過敏症の人が電磁波過敏症になるというのは、当然と言えば当然なのです」と語られています。

宮田先生は二〇〇六年二月、北里大学で開催された化学物質過敏症のフォーラムで、「化学物質過敏症では、化学物質の排除が優先課題ですが、電磁波過敏症でも、電磁波曝露の排除が最優先課題」と発表しました。電磁波過敏症も化学物質過敏症も身体が酸化型に傾くという共通点があり、治療にも共通する部分が多いそうです。「どちらも、栄養の補充を含めた生活環境の改善が必要」と宮田先生は考えています。

子どもへの影響は?

化学物質過敏症と発達障害を併発している子どもも、少なくないそうです。

「胎児期は非常に微量な有機リンで、脳の発達障害が出ます。大人よりもはるかに少ない量でも、胎児には影響が出ますから、妊娠前から化学物質には用心して、妊娠初期には何も使わないのが一番いい」そうです。

アメリカでは、六〜九歳の少女の体内を汚染している化学物質を調査するため、環境ホルモン作用のある化学物質の尿中の代謝産物（尿中の代謝産物のうち環境ホルモン作用のある化学物質）を調べました。「柔軟剤のフタル酸化合物が全員から検出され、検査目的物質のほとんどが九〇％以上の少女から検出された」そうです。また、宮田先生によると、安息香酸ナトリウムと一〜二種類の食品色素などの添加物を飲み物に入れて子どもに微量投与したところ、三歳児には多動が、八〜九歳児には多動と作業能力の低下が現れた、という研究もあるそうです。

一九九五年には、イタリアのシシリー島に、アメリカ、イタリア、オランダ、カナダ、フィンランドなどから一八人の研究者が集まり、子どもの神経や行動異常に対する警告「シシリー島宣言」が発表されています。この宣言は、「環境ホルモンは子宮内曝露で、神経学的、行動学的発達、それに続く潜在能力の発達を損なう」として、微量の環境ホルモンに胎児が曝されることで発達障害につながることに注意を促している、と宮田先生は言います。

二〇〇三年のアメリカの調査では、喘息になる子どもが増え、うつ病や精神疾患も増加し、公立学校の児童の五〜一〇％に学習障害がある、と報告されたそうです。自閉症の子どもも増加傾向にあり、一九八七年には一万人に五人の割合だったのに、二〇〇二年には一万人に三〇人と増えています。

宮田先生は、「化学物質は低いところに溜まりやすく、子どもは呼吸器の位置が低いので一番被害を受けやすいのです。しかも、体重一kgに対して吸い込む空気の量が多い。さらに、子どもは解毒能力が未発達です。自分で逃げることも訴えることもできません」。

「人間の精子は、以前は一㎤中に一億あったのに、今では四千万程度に減っています。インドでは携帯電話を四時間使うと、元気な精子が一千万に減ったという研究もあります。妊娠中にお母さんが携帯電話を使うのも子どもに悪影響があります」と話されています。子どもを守るためにも、出産前だけでなく出産後も化学物質や電磁波などの汚染物質を減らした生活環境が必要です。

化学物質過敏症の女性は、子どもを産むことに不安を感じている方が少なくありません。体内に蓄積した化学物質が胎児に移行することで、子どもに影響を与えないか心配しているからです。

宮田先生は「これはあまり問題ありません。化学物質過敏症の方は普段から化学物質を避けているので、体がきれいになっているようです。子どもを取り上げた助産師が、『昔と同じように、きれいな肌をした子どもだ』と感激したそうです」。

「化学物質過敏症は神経の過敏反応ですから、ホルモンにも影響します。ですから、妊娠しにくい可能性はあるかもしれません」。出産については「自宅出産が一つの方法。助産師は産科と連携しながらケアをしてくれます」とのことでした。

過敏症患者の治療

化学物質過敏症や電磁波過敏症の患者でも、外科や歯科など他の科の診療が必要な場合もありますが、過敏症を理解してくれる医師が少ないことや、他科の診療で使われる薬剤で反応が起きないかが、心配です。

化学物質過敏症と電磁波過敏症を発症した鹿島さん（第三章参照）のように、他の病院で手術を受けた例や、ガンの手術を受けた例もありますが、その際にはやはり、過敏症の主治医と先方の医師との連携が必要だそうです。

「手術を担当する医師から連絡をいただければ、私はできるだけ丁寧にお返事を書きます。なお、他の患者の化学物質を避けるため、入院中はできるだけ個室に入り、相部屋を避けたほうがいいでしょう」と宮田先生は言います。

麻酔で影響が出ないか、心配する方もいますが、「全身麻酔は比較的安全です。化学物質過敏症は神経伝達物質の受容器が働いて反応が起きますが、受容器の反応が起きるのは曝露量が非常に少ないレベルです。麻酔は意識を失わせるわけですから、曝露量が非常に多い中毒のレベルです。中毒だと受容器はあまり働かなくなり、反応しなくなります」。

「むしろ心配なのは歯の治療です。歯の場合は部分麻酔を使いますが、量が少ないので反応が起きやすいのです」。歯の治療では、医師と患者がコミュニケーションをとりながら進める必要があり、「全身麻酔はお薦めしたくない」ということでした。

宮田先生は過敏症の治療には「養生しかない」と考えています。具体的には、電磁波や化学物質で発生した活性酸素を減らすために、抗酸化物質を摂取すること、化学物質や電磁波を避けること、農薬のついたものを食べないこと、などです。抗酸化物質は、ビタミンＣやビタミンＢ12、カルシウム、マグネシウムなどがよいそうです。

「セレンや亜鉛もほしいところですが、摂りすぎると膵臓機能に影響が出ます。ミネラルを摂取すると、メタロチオネインというタンパク質と結合して吸収されます。一種類だけ摂ると、それがメタロチオネインを占領してしまい、他のミネラルが不足する可能性があります。総合ミネラル剤をとるのが一番安全でしょう」。

栄養素はなるべく食品から摂ったほうがいいそうです。「セロトニンの多いものとしては、クルミがあります。植物性のメラトニンがあって、セレンも豊富です」。セロトニンは神経伝達物質として働くミネラルで、不足すると睡眠障害やうつ、偏頭痛などにつながります。メラトニンは睡眠や免疫に関わる重要なホルモンで、セレンはビタミンCなどとともに働いて活性酸素を減らします。

「食事は伝統的な日本のお惣菜がいいですね。獣肉を避け、魚や鶏肉を食べ、野菜をたくさん摂ることです。無農薬の野菜をできるだけ食べてほしいですが、すべて有機野菜にするとお金がかかるし、摂取する野菜の数が減ってしまいます。どんなに頑張っても、化学物質をゼロにすることは難しいので、摂取量を減らすことをめざしてください。どこかで手を打ちながら、家計と両立させましょう」。

なお、「一部の人にはベジタリアン食がある程度の健康回復に役立つ場合がある」ほか、「ある種の食物を除外すると、電磁波症状が改善することがある」そうです。「例を挙げるとミルクやグルテンで、「唐辛子、カラシ、コショウのような香辛料は炎症状態に戻るために、避けることが望ましいかもしれない」そうです（石川哲ほか〔二〇〇六〕より引用、参考文献参照）。

宮田先生は次のようにも話されました。

「西洋医学の薬はほとんどが症状を抑えるだけで、根本的に治すことはできません。高血圧の薬は血圧を下げますが、高血圧自体を治すことはできません。近代西洋医学は緊急医学についてはものすごく発達しました。症状を取ることはできますが、根本的に治すという面ではまだまだ力不足です」。

「私が患者さんに『過敏症に特効薬はありません』と言っているのは、ほとんどの病気に特効薬はないからです。例えば、風邪を引いたときに熱が出るのは、体が熱を出したがっているからです。熱でウィルスが死にますから。子どもが高熱を出したら後遺症が心配だから解熱剤が必要ですが、大人が少しくらい熱を出した場合は、むしろ熱を出すように体を温めたほうがいい。人間の自然治癒力に期待するのが一番なんですね」。

過敏症の患者さんで代替医療を利用している人もいますが、

「私はいいと思いますよ。今まで何千年も残ってきた治療には、それなりの意味があると思います。ヨガとか座禅とか腹式呼吸をすると、アルファ波（リラックスしているときに出る脳波）がたくさん出て、脳の機能が落ち着きます。息を吐くのが上手になるのは非常によいです。声を出しているときはだいたい無心になりますから、歌を唄ったり声を出すのも結構いい。精神的ストレスも活性酸素を増やしますから、精神的な作用は非常に大事です。なにかで少しでも楽になって、精神的な安静をとるのは、効果があります」。

また、代替医療を受ける際は、主治医と相談しながら進めるほうがいいそうです。

北里研究所病院には化学物質過敏症の患者を診察するために、化学物質を減らしたクリーンルームが一九九九年に設置されていましたが、残念ながら二〇〇九年三月末で閉鎖され、過敏症患者は一般外来で診療を受けることになりました。宮田先生は同年六月、東京都内に化学物質過敏症の専門外来「そよ風クリニック」を開業しました。化学物質を極力減らした準クリーンルーム仕様で、一日八人の患者を受け入れています（電話〇三・五三三五・五一三五）。

参考文献

石川哲・宮田幹夫（二〇〇六）「電磁波と生体：文献的考察―最近の研究を中心として―」『微量化学物質によるシックハウス症候群の病態解明、診断、治療対策に関する研究』平成17年厚生労働科学研究費健康科学総合研究事業

石川哲・宮田幹夫・坂部貢（二〇〇八）「慢性有機リン中毒―神経感覚器毒性を中心に―」『あたらしい眼科』Vol. 25、No. 4

石川哲・宮田幹夫・坂部貢・松井孝子・小沢学（二〇〇六）「電磁波過敏症が初発症状と考えられる7症例」『微量化学物質によるシックハウス症候群の病態解明、診断、治療対策に関する研究』平成17年厚生労働科学研究費健康科学総合研究事業

宮田幹夫（二〇〇六）「化学物質過敏症・電磁波過敏症および治療」厚生労働科学研究費健康科学総合研究事業成果発表会「あなたの健康を考えるフォーラム……シックハウス症候群・化学物質過敏症―最近の研究成果」

第二章　電磁波による子どもへの影響

1　電磁波による胎児への影響

不妊症・流産の増加

厚生労働省の資料によると、各地の不妊相談センターへの相談件数は年々、増加傾向にあります（図5参照）。ただし、二〇〇五年以降のデータを、厚生労働省は公表していません。

不妊の原因はタバコやアルコールの摂取、妊婦の年齢など、さまざまな要因がありますが、電磁波への被曝が精子数の減少、自然流産の増加、不妊などに影響を与えているのではないか、と指摘する研究が各国で報告されています。不妊相談件数が増える一方で、携帯電話加入者も毎年伸びています。例えば二〇〇一年の不妊の相談件数は二〇〇〇年の一・五倍ですが、二〇〇〇年一一月には、携帯電話やＰＨＳなどの加入者数が約六三〇〇万を超え、固定電話加入者数を初めて上回りました。これらの機器が不妊に影響を与えている可能性も検討すべきでしょう。

アメリカでは、妊娠中の母親が低周波磁場へ被曝すると、流産の可能性が高くなるという研究があります。この研究では一九九六年から九八年にかけて妊娠したサンフランシスコ在住の女性九六九人を対象に、磁場測定とインタビューを行ない、被曝量を綿密に調べました。

図5　不妊専門相談センター相談件数の推移

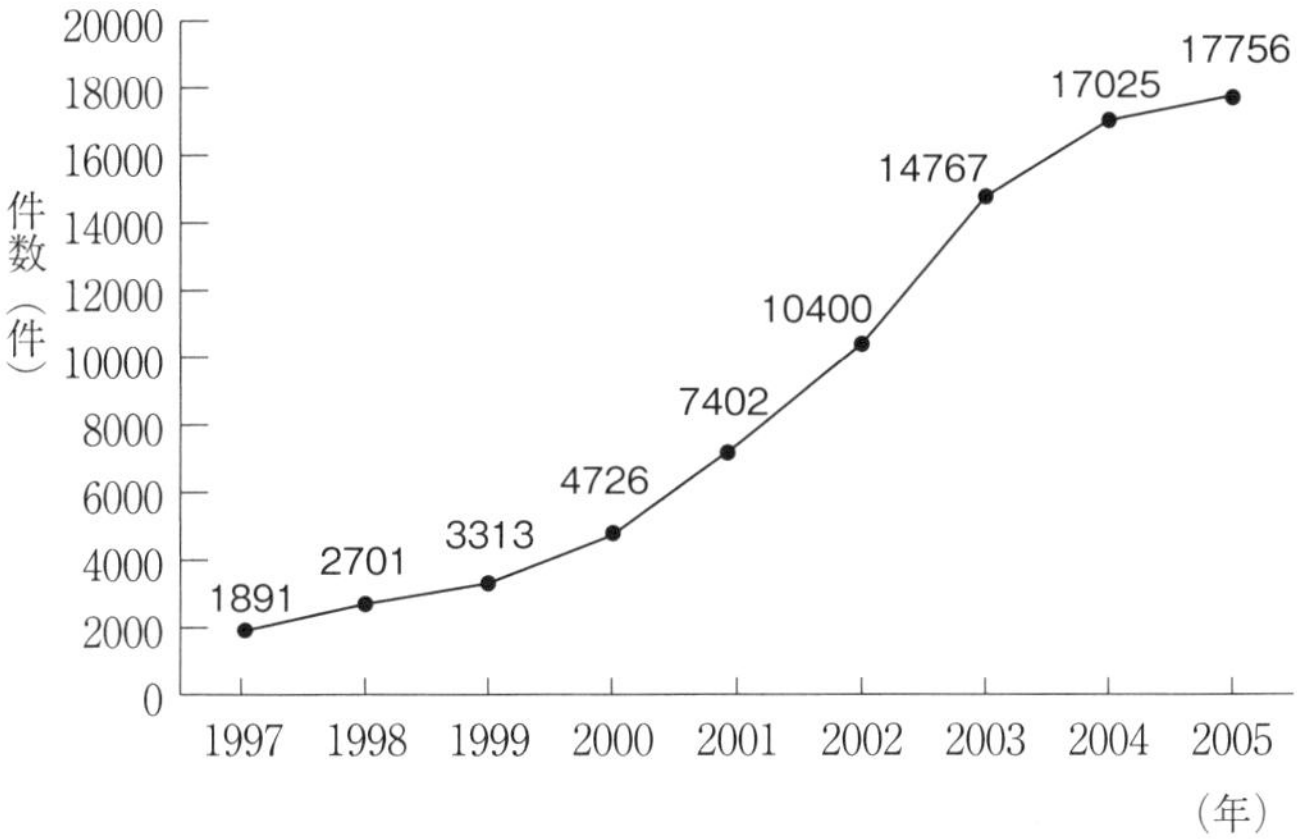

出典）厚生労働省（2007）「不妊に悩む夫婦の支援について」
同ホームページ報道発表資料、平成19年3月27（火）より

図6　最大被曝16mGでの流産リスク

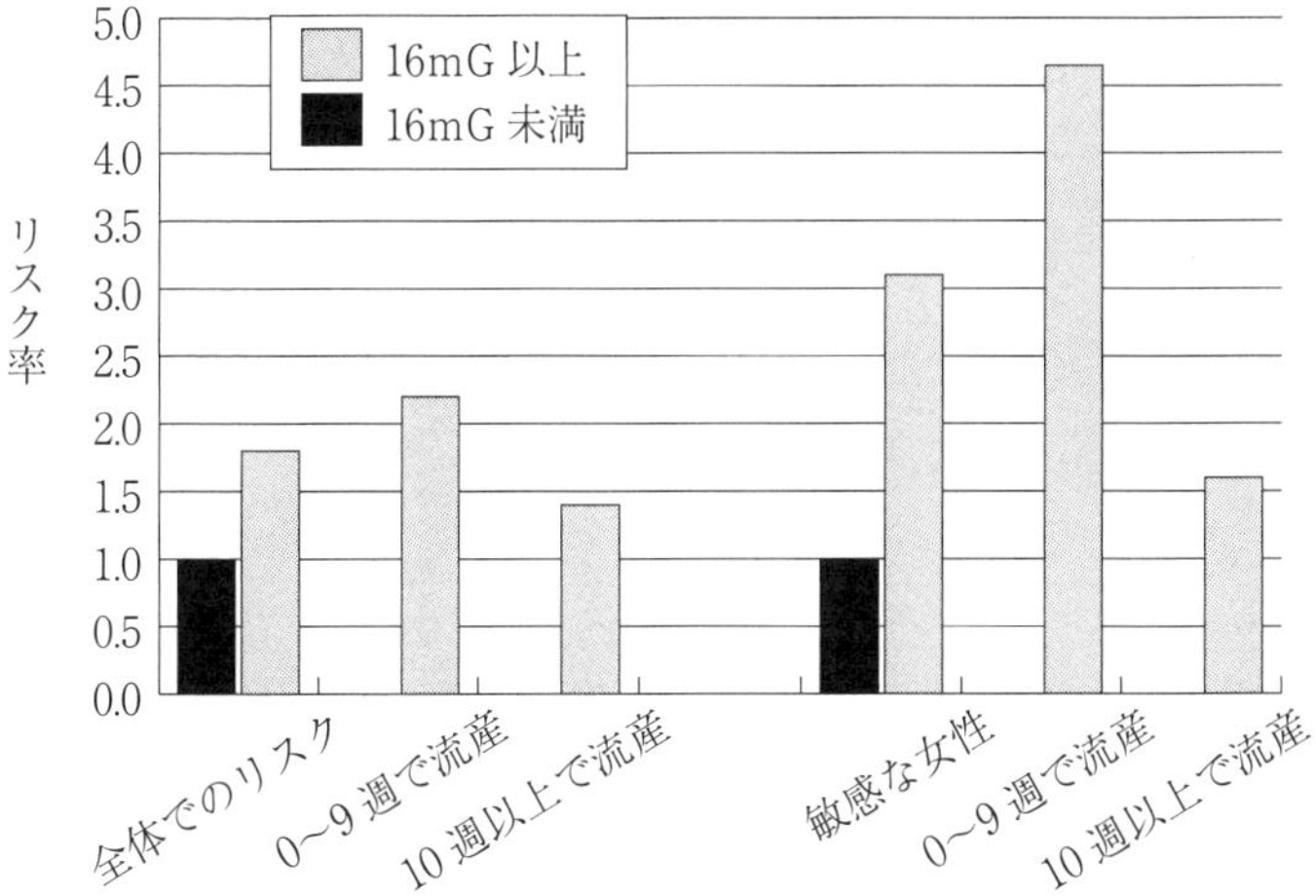

参考）De-kun Liほか（2002）より著者作成

被曝値が一六mG以上の妊婦は、一六mG未満の人たちより、流産のリスクが一・八倍高くなることがわかりました（図6参照）。

また、二回以上流産した経験のある女性や、受精率が低い女性など「敏感なグループ」について調べると、「敏感な」女性が一六mG以上の磁場に被曝すると、流産のリスクは三・一倍になりました。

胎児は環境因子の影響を受けやすいことがわかっています。一六mG以上の被曝で胎児が〇～九週だとリスクは二・二倍、一〇週以上だと一・四倍で、週が少ないほうが影響を受けやすい可能性があるようです。

妊婦が「敏感な」タイプで、胎児が〇～九週の場合、被曝値が一六mG以上だとリスクは四・七倍に上がりました。妊婦が強い磁場へ被曝する環境で生活していると、流産のリスクが高くなる可能性が示されています。

電磁波へ被曝する機会が多い、理学療法士の流産について調べた調査もあります。

イスラエルのイェフダ・ラーマン博士ら（二〇〇一）は、二七・一二MHzの電磁波を利用する温熱治療器を扱う、理学療法士の女性四三四人の妊娠の結果を調べました。

一週間あたりの被曝回数を調べ、流産などの問題がなかった妊婦六三三人と比較すると、理学療法士の妊婦は、子どもに先天的奇形が発生するリスクが二・二四倍、低体重の子どもが生まれるリスクは二・九九倍と高くなり、被曝量が増えるほどこれらのリスクも高くなることがわかりました。ただし、自然流産と早産のリスクは増えませんでした。

アメリカのリタ・オウレット＝ヘルストローム医学博士ら（一九九三）の研究では、マイクロ波と高周波電磁波を利用した温熱治療器を扱う理学療法士を対象に、自然流産のリスクを調べています。マイクロ波を使った温熱治療器では、自然流産のリスクが一・二八倍になり、一カ月に二〇回以上扱う理学療法士はリスクが一・五九倍になると報告しています。ただし、高周波電磁波を使った治療器では、有意な差が出ませんでした。

研究方法や対象となる集団は異なるので、さまざまな結果が出るようですが、どちらの研究も被曝量の増加と共にリスクが高くなる点は一致しています。

考えられるメカニズム

電磁波へ被曝すると体の中ではどんなことが起きているのでしょうか。ニュージーランドの故ニール・チェリー博士（二〇〇二）は、被曝によってカルシウムイオンが流出すること、メラトニンが減少することに注目していました。カルシウムイオンは、神経細胞での情報の伝達に関わります。カルシウムイオンが流出すると、傷ついた細胞が生き残り、次世代の細胞にも異常を伝えることになります。

電磁波に被曝すると、細胞内で活性酸素が増えることもわかっています。メラトニンは睡眠に関わるホルモンとして知られていますが、免疫系でも重要な役割を果たし、細胞を酸化して傷つける活性酸素を除去する抗酸化物質としても、働いているのです。

メラトニンが十分にあれば細胞の損傷を修復できるのですが、被曝するとメラトニンが減少するので、十分に修復できなくなり、傷ついた細胞が増えてしまいます。カルシウムイオンの流出により傷ついた細胞が残り、メラトニンの減少によって活性酸素が増えるため、本来の免疫能力は低下します。また染色体異常を次世代の細胞に受け継がせることになるので、細胞のダメージが継続し、ひいては自然流産やガンの増加など、さまざまな健康問題につながると考えられています。

携帯電話電磁波と精子の損傷

人間の精子を携帯電話から発生する電磁波へ被曝させる実験も多数行なわれています。精子の運動能力や生存能力が減少し、生殖能力の低下につながる可能性があるようです。

アメリカのアショク・アガーワール医学博士ら（二〇〇八）は、不妊クリニックに通院する男性九人と健康な男性二三人の精子を二等分して、一方を被曝させ、もう一方は被曝させない対照群として比較する研究を行ないました。

被曝群は、通話モードにした携帯電話（ソニー・エリクソン社w300i、SAR値一・四六W／kg）のアンテナから二・五㎝のところに置いて、六〇分間被曝させました。電力密度は一～四〇μW／㎠、対照群は〇・〇一～〇・一μW／㎠でした。

日本の規制では局所（側頭部など）のSAR値は二W／kgです。電力密度とは、一㎠あたりに何μWの熱量が通過するのかを示します。

精子の運動能力と生存能力は、被曝群で有意に減少し、不妊クリニックに通院している男性よりも、健康な男性の精液のサンプルで、大幅に減りました。また、細胞に酸化ストレスを与える活性酸素種（ROS、過酸化水素や一重項酸素など）のレベルは、被曝群で有意に高くなりました。

これまでに行なわれた動物実験や人間の精子を使った実験は、携帯電話電磁波の被曝によって、脳や心筋組織、腎臓、子宮内膜、睾丸などで活性酸素が発生して、細胞を傷つけると報告しています。酸化は常に発生していて抗酸化物質（ビタミンC、E、メラトニンなど）や抗酸化酵素（スーパーオキシドジムスターゼなど）によって酸化を抑える反応が起きています。しかし、活性酸素が増えすぎると、修復が追いつかなくなって傷ついた細胞が増え、染色体異常の発生、DNAの一重鎖破壊、二重鎖破壊につながります。

実験で使われた携帯電話のSAR値は、日本の許容基準（二W／kg）より十分に低いものです。それでも活性酸素種が有意に増え、精子の運動能力や生存能力が有意に減少するという結果になりました。

アガーワール医学博士らは、「通話モードの携帯電話をズボンのポケットに入れておくことは、精子にネガティブな影響を与え、男性の生殖能力を損なうだろうと推測する」と結論づけています。

胎児を守る被曝基準を

妊婦のお腹にいる胎児の被曝量がどのくらいになるのか、調べた研究があります。体の大きさによって共振しやすい周波数は変わります。たとえば、成人が共振しやすい周波数帯は七〇MHzですが、背が高い人はこの周波数よりも低くなり、背の低い子どもや乳児、座っている人は一〇〇MHz以上になります。しかし、現在の国際基準は成人のみを考慮して設定されています。

オーストリアのチェック博士ら（二〇〇七）は、体重八九kgで妊娠三〇週の人体モデルを使って、五〇Hzの電場と磁場へ別々に被曝させました。研究当時の国際非電離放射線委員会（ICNIRP）の一般人のための基本制限では、電流密度は二mA／㎡です。この値は、電磁場への被曝によって中枢神経の急性影響が発生するしきい値に基づいて決められたとされています。

チェック博士らは、人体モデルを環境中の上限として当時定められていた一〇〇μT（一〇〇〇mG）の磁場と、五kV／mの電場へそれぞれ被曝させ、体内の電流密度がどのくらい変化するかを調べました。

その結果、母体の中枢神経の電流密度が二mA／㎡以下でも、体の部位によってはこの基本制限を上回り、胎児の頭部でも上限を越えることがわかりました（図7参照）。

五kV／mの電場へ被曝したとき、母体の中枢神経（頭部）の電流密度は一・九八mA／㎡で基本制限値以下でしたが、伝導性の高い膀胱は五・九四mA／㎡に、子宮は五・二〇mA／㎡、足首は一〇・一mA／㎡になりました。

一〇〇μT（一〇〇〇mG）の磁場に被曝した際、足首で二・二六mA／㎡になりました。

胎児は子宮内で動くため、母親の脊髄の位置と胎児の位置がいつも一致するとは限りません。そのため胎児の体全体での被曝量を調べました。一〇〇μTの磁場へ被曝した場合、胎児の電流密度は基

図7　母体と胎児の体内電流密度

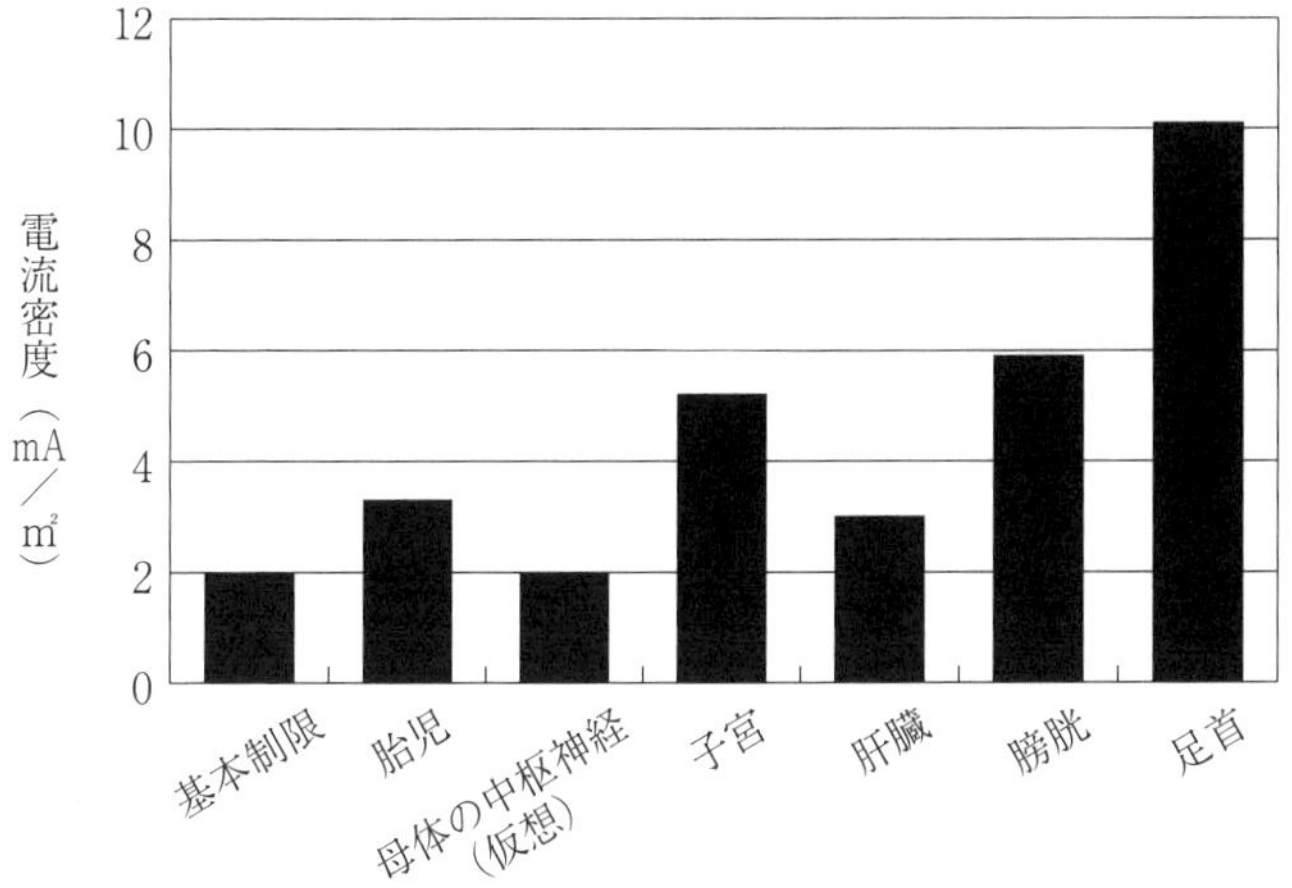

参考）Cech ほか（2007）の 885 頁の表 2 をもとに筆者作成

本制限以内の〇・六〇四mA／㎡でしたが、母体（〇・一六〇mA／㎡）より三・八倍高くなりました。五kV／m電場に被曝した場合は三・三〇mA／㎡になり、基本制限の一・六五倍になりました。

チェック博士らは、電流密度は背が高く、太った人のほうが高くなると予測されるので、このモデルは最悪の場合を表していない、と述べています。また実験では電場と磁場へ別々に被曝させましたが、電場と磁場へ同時に被曝する状況だと、胎児の被曝量はもっと高くなります。使用したモデルは三〇週の胎児でしたが、胎児の大きさによって被曝量は異なるようです。母体の中枢神経で基本制限の二mA／㎡をクリアしていたとしても、胎児では六五％も上回っているのです。チェック博士らは、「改訂が必要だ」と結論づけています。

研究当時のＩＣＮＩＲＰのガイドライン（一九九八年発表）では、環境中の上限として磁場で一〇〇μT（一〇〇〇mG）でしたが、二〇一〇年の改訂で磁場が二〇〇μT（二〇〇〇mG）まで引き上げられました。一〇〇μT（一〇〇〇mG）でさえ、日常生活ではまず遭遇することがない極端に高い値です。

ＩＣＮＩＲＰガイドラインは、欧州連合（ＥＵ）の欧州議会の報告書などで、「時代送れ」と評されているほどです。例えば、小児白血病の発症率は、〇・四μT（四mG）以上で増加します。果たして、ＩＣＮＩＲＰの基準で胎児の健康を守れるのでしょうか。

体の大きさによって被曝許容量が異なるなら、最も影響を受けやすい胎児を基準にするべきです。

参考文献

De-Kun Li, R Odouli, S Wi, T Janevic, I Golditch, T Bracken, R Senior, R Rankin, and Richard Iriye; "A population-based prospective cohort study of personal exposure to magnetic fields during pregnancy and the risk of miscarriage" Epidemiology 2002 Vol.13 No1

Y Lerman, R Jacubovich, and M Green; "Pregnancy outcome following exposure to short waves among female physiotherapists in Israel"(2001) American journal of industrial medicine 39: 499-504

"Oullete-Hellstrome R , Stewart RF;" Miscarriage among female physical therapists who report using radio- and microwave frequency electromagnetic radiation" Am J Epidemio;1993 Nov.15:138(10) 775-86

Agarwal A, Desai NR, Makker K, Varghese A, Mouradi R, Sabanegh E, Sharma R;" Effects of radiofrequency electromagnetic wave from cellular phone on human ejaculated semen Fertil Steril."2009 Oct;92(4):1318-25. Epub 2008 Sep 20.

R Cech N Leitgeb M Pediaditis; "Fetal exposure to low frequency electric and magnetic fields"(2007) Phys. Med. Biol. 52 (2007) 879-888
N Cherry; "Reproductive effects from EMF/EMR exposure"(2002)

2 電磁波と化学物質——発達障害への影響

増加する発達障害

近年、発達障害の人が世界的に増えています。発達障害とは、落ち着きがなく集中できない「注意欠陥多動性障害（ＡＤＨＤ）」、読んだり聞いたり、書いたり、計算したりといった能力に障害がある「学習障害（ＬＤ）」、こだわりが強く、他の人とのコミュニケーションが難しい「自閉症」、知的発達は遅れていないけれど、コミュニケーションが苦手で対人関係や社会性に障害がある「アスペルガー症候群」などがあります。

文部科学省によると、ＬＤ、ＡＤＨＤ、高機能自閉症（知的障害を伴わない自閉症）の子どもは約六％いるそうです。厚生労働省は、軽度発達障害（ＬＤ、ＡＤＨＤ、高機能広汎性発達障害（知的な遅れがない発達障害）、軽度精神遅滞は八・二〜九・三％だと二〇〇七年に発表しています。

アメリカのＡＤＨＤ児は、少ない見積もりでは三～六％、多いのものでは一七％ともいわれています。アメリカ教育障害者法データによると、アメリカの自閉症の子どもは一九九二年には一万二二二二人でしたが、一九九九年には六万五三九六人で、わずか七年で約五倍に増えています。発達障害の原因は遺伝子変異だという見解もありますが、遺伝子変異だけではこのような急増を説明できません。

日本では、発達障害者の早期発見と支援、社会的な認知を広めることなどをめざす発達障害者支援法が二〇〇四年に制定されました。文部科学省は、障害のある児童生徒一人ひとりの教育的ニーズを把握し、適切な教育や指導を行なう特別支援教育のガイドラインを同年に発表しています。

子どもの障害に合わせた教育サポートや周囲の理解・支援はもちろん必要ですが、発達障害の原因は、電磁波や化学物質といった環境因子ではないか、という研究がいくつも発表されています。こういった環境因子を減らすことで、発症を防いだり、現状を改善できるかもしれないのです。

環境省も、子どもに対する化学物質の影響を調べるため、一〇万人を対象にした疫学調査「子どもの健康と環境に関する全国調査（エコチル調査）」を二〇一〇年から全国で実施しています。赤ちゃんがお母さんのお腹の中にいるときから一三歳になるまで追跡調査を行ない、水銀や鉛などの重金属や、ダイオキシン類、農薬や殺虫剤、住宅や家具に使われるトルエンなどの化学物質が、子どもの発達障害やアレルギー、先天異常などにどのような影響を与えるのか調べます。

中間発表がでるのは二〇二五年で、だいぶ先になりますが、化学物質が子どもに与える影響が明らかになれば、子どもを安心して育てられる環境づくりに役立つでしょう。ただし、二〇二五年まで

図8　それぞれの障害の特性

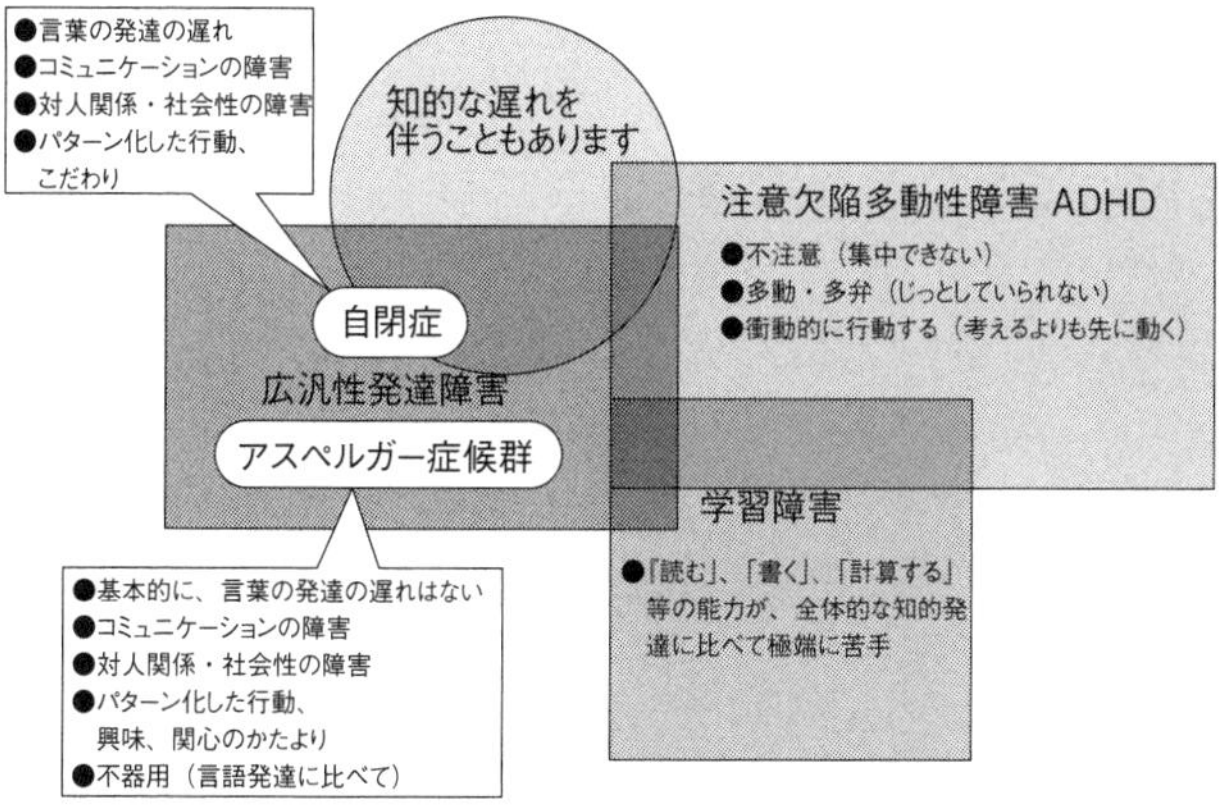
●言葉の発達の遅れ
●コミュニケーションの障害
●対人関係・社会性の障害
●パターン化した行動、こだわり
知的な遅れを伴うこともあります
自閉症
広汎性発達障害
アスペルガー症候群
●基本的に、言葉の発達の遅れはない
●コミュニケーションの障害
●対人関係・社会性の障害
●パターン化した行動、興味、関心のかたより
●不器用（言語発達に比べて）
注意欠陥多動性障害 ADHD
●不注意（集中できない）
●多動・多弁（じっとしていられない）
●衝動的に行動する（考えるよりも先に動く）
学習障害
●「読む」、「書く」、「計算する」等の能力が、全体的な知的発達に比べて極端に苦手

出典）厚生労働省社会・援護局障害保険福祉部（2008）『発達障害の理解のために』パンフレットより

結果を待つだけではなく、リスクが指摘されている物質を減らしたり、子どもや妊婦が曝されないように、予防的に対処することが不可欠です。

有機リンと発達障害

ハーバード大学のマリース・ブシャール博士ら（二〇一〇）は、有機リンへの被曝と子どものADHD（注意欠陥多動性障害）の関係を調べ、二〇一〇年五月に研究結果が発表されました。ADHDの診断基準に合致した一一三九人の子ども（八〜一五歳）を対象に、尿中の有機リン化合物の代謝物の濃度を測定しました。すると、濃度が平均よりも高い子どもは、ADHDの発症リスクが二倍高いことがわかりました。

　有機リン化合物は農薬や殺虫剤として広く

利用され、「米国殺虫剤残留プログラム報告二〇〇八年」によると、冷凍ブルーベリーの二八%、イチゴの二五%、セロリの一九%から有機リン化合物の一種、マラチオンが検出されているそうです。しかも、成長期の子どもの脳は神経毒性に傷つきやすい上に、子どもは体が小さいので、体重辺りの曝露量が大人よりも大きくなります。

有機リン化合物が神経伝達物質の働きを抑制し、妊娠中に曝されると発達障害になるリスクが高くなり、二~三歳の精神発達の遅れにつながります。出生後に曝されると、短期記憶が苦手になるなどの問題が出るそうです。また、動物実験でも、多動や注意欠陥を引き起こすことがわかっています。ブシャール博士らは、アメリカでごく一般的なレベルの有機リン化合物に曝されることが、ＡＤＨＤの増加に関わる、と考えています。

電磁波と発達障害

カリフォルニア大学のホセーファ・ディヴァン博士らは、携帯電話の使用が増えた時期と、発達障害の子どもが増えた時期が重なることに気づき、出産前後の母親の携帯電話使用と、子どもの発達障害の関係性を調べてきました。

二〇〇八年に発表された最初の研究では、デンマークの妊婦を対象に、妊娠中と出産後、そして生まれた子どもが七歳になるまで追跡調査をしています。

最終的に分析されたのは、一九九七年から一九九九年に生まれた子ども一万三一五九人とその母

図９　母親の携帯電話使用と子どもの発達障害

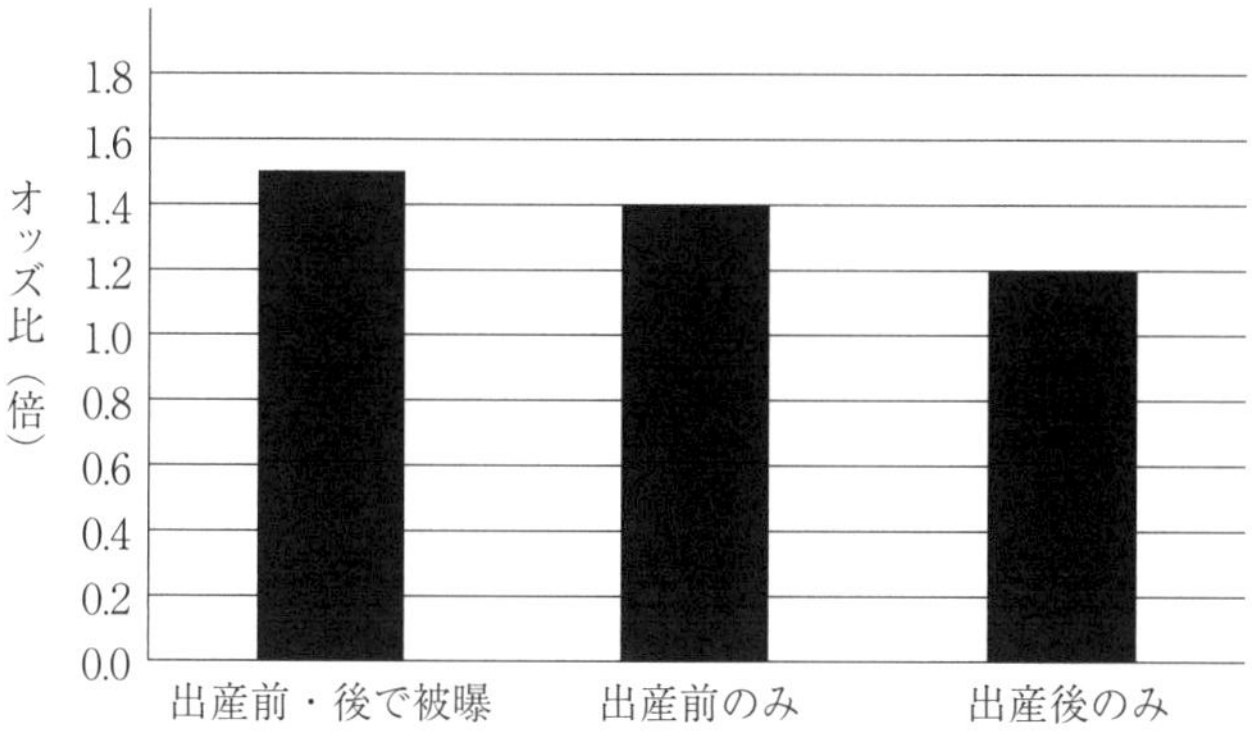

参考）Divan, H.A. らの 2010 年の研究に基づき筆者作成

親で、子どもが満七歳になった時点で出産前や出産後に携帯電話をどのくらい使っていたか、子どもが携帯電話を使っているか、食習慣やライフスタイルなどを調べました。

すると、出産前にも出産後にも携帯電話を使っていた母親の子どもは、携帯電話をまったく使わなかった母親の子どもよりも、多動性や衝動性、集中できないなどの行動障害を起こす率が一・八〇倍高くなることがわかりました。出産前だけ携帯電話を使っていると一・五四倍で、出産後だけだと一・一八倍でした。

ディヴァン博士らは、二〇一〇年に最新の研究を発表しています。今度は、デンマークの子ども二万八七四五人とその母親が対象で、前回調査した子どもとは全く別のグループです。出産前にも出産後にも母親が携帯電話を使っていた場合、子どもが発達障害になる率は一・五倍でした。出産前だけ携帯電話を使っていた場合は一・四倍、出産後だけだと一・二倍です（図9参照）。

ディヴァン博士らは「因果関係が証明されたと解釈するのは早すぎる」と慎重な姿勢を示しながらも、「携帯電話電磁波への被曝がリスクをもたらすことを懸念する」と述べています。子どもの脳は青年期の初めまで活発に成長しますが、脳の神経細胞の発達でもっとも重要な時期に、携帯電話電磁波へ被曝することで、障害が起きている可能性があるのです。

研究者も子どもへの影響を懸念

電磁波の生体影響の分野で世界的に著名な研究者が集まって「バイオイニシアティブ・ワーキング・グループ」を結成し、二〇〇七年に報告書「電磁波の生物学的影響に基づいた公衆被曝基準の論理的根拠」を発表しました。この報告書では、携帯電話の電磁波が脳の電気的活性に影響を与えること、大半の研究は短期間の被曝を対象にしており、長期被曝の結果が不明なことを指摘し、子どもへの影響を危惧しています。

「青年期の初めまで神経系が発達し続ける子どもに対する長期被曝の結果は、今のところ、わかっていない。極低周波電磁波と無線周波数電磁波の両方に子どもが数年間被曝すると、思考、判断、記憶、学習、行動全体の管理に関わる能力が減少することにつながるなら、社会の機能と成人の健康に対する重大な意味があるだろう」と記しています。

二〇〇八年、米国科学アカデミーは、無線機器から発生する電磁波の健康影響を明らかにするために、神経ネットワークと脳の電気活性に対する無線周波数電磁波の影響や、子どもや妊婦を対象にした研究を行なう必要があると米国食品医薬品局（FDA）に報告しています。

「子どもたちは組織や器官が発達中なので、リスクが高くなっているだろう。さらに、子どものエネルギー比吸収率（SAR）は、大人よりも高いようだ。被曝する電磁波の波長は、背の低い人にとって、全身の共振周波数に近いからだ。また、現在の子どもたちは、大人よりも携帯電話から発生する無線周波数電磁波への被曝期間が長い。彼らは小さい時から携帯電話を使い始めるからだ」と、子どもに対する研究が必要な理由を説明しています。

電磁波と化学物質の複合影響

自閉症の原因として、水銀などの重金属が神経細胞に蓄積することが考えられ、症状を改善するため重金属を排出する方法があります。電磁波の生体影響に詳しいジョージ・カーロ博士と、自閉症児のケアに関わってきた臨床栄養士のタマラ・マリエさんは、電磁波のない環境で重金属を排出する処置を行なうと、排出量が高くなり、症状の改善につながった、と二〇〇七年に報告しています（拙著『ユビキタス社会と電磁波』緑風出版で詳述）。

この治療を受けた自閉症の男の子は電磁波過敏症も発症していました。四歳の頃から重金属の排出、サプリメント摂取などのケアを受け、自閉症の従来の治療である作業療法や言語療法、応用行動分析なども受けてきましたが、症状はなかなか改善しませんでした。マリエさんのクリニックで電磁波のない環境で治療を受けてから、自閉症の症状だけでなく、電磁波過敏症も大幅に改善しています。電磁波に被曝すると細胞膜の浸透性が低下し、細胞は栄養を取り入れたり、老廃物や重金属を排出する能力が低下するので、重金属が蓄積しやすくなり、神経系がダメージを受けると考えられています。重金属は食品や残留農薬、水質汚染、胎内での母子間の移行などによって蓄積します。今や、私たちの生活環境には、さまざまな化学物質があふれるだけでなく、電磁波による汚染も広がっていますが、子どもたちを複合汚染から守らなくてはいけません。

参考文献

黒田洋一郎『子どもの行動異常・脳の発達障害と環境化学物質汚染：ＰＣＢ、農薬などによる遺伝子発現のかく乱』岩波「科学」Nov.2003

Maryse F. Bouchard, David C. Bellinger, Robert O. Wright, and Marc G. Weisskopf, "Attention-Deficit/Hyperactivity Disorder and Urinary Metabolites of Organophosphate Pesticides" Pediatrics (2010)

Tamara J Mariea and Grorge L Carlo "Wireless Radiation in the Etiology and Treatment of Autism : Clinical Observations and Mechanisms" J. Aust. Coll. Nutr. & Env. Med. (2007) Vol 26. No.2

Divan HA, Kheifets L, Obel C, et al. "Prenatal and postnatal exposure to cell phone use and behavioral problems in children" Epidemiology(2008)19:523e9.

Hosefa A Divan, Leeka Kheifets, Carsten Obel, John Olsen "Cell Phone Use and Behavioural Problems in Young Children" J. Epidemiol Community Health (2010)

Genetic Engineering & biotechnology News Apr.16 2007

表８　化学物質の次世代への影響

	事例	汚染物質	次世代への影響
疫学調査	胎児性水俣病	水銀	知的指数(IQ)低下、多動性障害
	カネミ油症	PCB	IQ低下、多動性障害
	アメリカ五大湖	PCBほか	知的障害、神経症状
動物実験	サル	PCB	同世代の仲間と親密になれない

参考）黒田洋一郎（2003）「子どもの行動異常・脳の発達障害と環境化学物質汚染：PCB、農薬などによる遺伝子発現のかく乱」岩波書店『科学』2003年11月号

3　脳神経科学から見た発達障害

脳の発達を妨げる化学物質

元東京都神経科学総合研究所の参事研究員で、化学物質が脳に与える影響を長年に渡って研究してきた黒田洋一郎医学博士は、「出産前後（周産期）の母親が環境化学物質に汚染されていると生まれた子どもに脳などの発達障害を起こすことがある」と述べています（岩波『科学』二〇〇三年一一月号）。疫学調査や動物実験でも、化学物質に曝された母親から生まれた子どもに知的障害や多動が発生する、という報告があります（表８参照）。

妊娠三〜八週の間は、胎児の脳神経細胞がどんどん作られていきます。六カ月目に入ると神経細胞を結ぶシナプス（神経回路）の形成が盛んになり、この状態は生後約一年まで続きます。ですから、これらの時期は化学物質の影響をとくに受けやすく、曝されると深刻な影響を受け

る可能性があります。

妊娠中の一時期に母親の甲状腺ホルモンが低下すると、子どもの知的障害につながります。PCB(ポリ塩化ビフェニル)は甲状腺ホルモンと化学的構造がよく似ているので、曝されると甲状腺ホルモンの働きが阻害され、障害が発生する可能性があるそうです。PCBは変圧器や電気機器の絶縁油、溶剤、塗料などさまざまな用途に使われてきた化学物質で、発ガン性があります。ラットにPCBを投与すると、運動機能などの発達障害が起きますが、甲状腺ホルモンを与えると障害が軽くなるという研究もあります。

日本は農薬の散布量が多く、単位面積で比較すると使用量は世界一です。農地だけでなく、家庭でも農薬や殺虫剤、除草剤を使います。農薬は昆虫の神経系に作用するよう作られていますが、ヒトと昆虫の神経伝達物質はほぼ同じなので、「ヒトにも当然、強い神経毒性を持つ」そうです。

神経回路を作る遺伝子は数万もあり、それぞれが適切な時期に適切な方法で発現することによって作られていきます。これらの遺伝子は体内で分泌されるホルモンや生理化学物質によって発現し、神経回路が増えて、脳が発達していきます。

また、外界の刺激を受けて、神経が興奮することによって発現する遺伝子もあり、これが「記憶・学習をはじめとする脳の高次機能の発達に重要」だそうです。親に話しかけられて声を聞いたり、親の顔を覚えたり、触ったり臭いをかいだり、といったさまざまな刺激を受けることが脳の発達につながります。

乳幼児期の家庭や社会環境に異常や問題があって、適切な刺激を受けられないと神経活動が不足し、子どもの脳の記憶回路の形成に異常が生じて、将来、異常な行動をとるようになる可能性があるそうです。このような家庭や社会環境の問題も無視できませんが、黒田先生は、環境化学物質によって脳の高次機能発達が阻害される可能性を懸念しています。

ＰＣＢは、現在は使用禁止になっていますが、既に大量に環境に放出され、食べ物を通じて体内に入り、私たちの脳や血液からも検出されています。さらに私たちは、環境ホルモンや、有機リン、重金属などにも汚染されているのです。

黒田先生は、環境化学物質による汚染が、「性・生殖行動や子育てに関わる脳機能の発達障害を起こし、受精・着床機会の減少（少子化）や出産後の育児行動の障害（子育て拒否や児童虐待を自制できない）の一因となる」可能性も指摘しています。最近はネグレクト（育児放棄）によって子どもを死亡させる事件や、子どもへの虐待が問題になっていますが、もしかすると、化学物質による汚染が一因かもしれないのです。

脳の働きと電磁波

「脳は化学的情報と電気的情報の両方を使っています。電気的情報を使っているから電磁波の影響は絶対にあるのに違いないが、それがどのくらいで、どんな障害に関係しているかというのは、まだよくわかっていない」と黒田先生は言います。

例えば、コップの水を飲もうとする場合、手を動かしてコップをつかもうという指令が、神経細胞を通じて脳から手の筋肉へ届きます。神経細胞の中は電気信号として伝わりますが、電気信号が神経細胞の末端へ来ると、先端から化学物質（ナトリウム・イオンやカリウム・イオンなど。電荷を帯びたミネラル）が放出され、次の神経細胞の受容体を通じて細胞内へ入ります（図10参照）。

「電気信号の時はナトリウム・イオンやカリウム・イオン、その他の発達やもっと重要な時にはカルシウム・イオンを使います。電磁波でイオンの動きが乱されると、電気信号がうまく発揮できないだけではなく、解毒やいろいろな酵素の働きに影響が出ます。細胞の中から外に出したり入れたりする、『イオンポンプ』というイオンを汲み出すような仕組みがあるのですが、そのポンプは、やはり電荷をもっていますから、やはり電場や磁場で影響を受けるはずです」

このイオンポンプが正常に働かなくなると、細胞内に溜まった老廃物を排出できなくなったり、細胞の活動に必要な栄養を取り入れることができなくなります。カルシウム・イオンは細胞間の情報伝達、免疫系、筋肉の収縮などさまざまな場面で重要な役割を果たしています。

黒田先生は、また以下のように話してくれました。

「アルツハイマーや若年性痴呆、うつ病、発達障害が最近増えています。脳の障害は今のところみんな原因不明で、どうして増えているのかわかりません。食べ物とかいろいろな環境から、変な化学物質が入っています。脳内で働いている化学物質は、今わかっているだけでも数千を越えています。それらは、今まで我々が進化の過程で出会ったことがない化学物質で、甲状腺ホルモンに似たＰＣＢのように、たまたま脳内で使われている化学物質とちょっと似たようなものが来ると、大抵はおかしくなります」

図10　脳の神経細胞とシナプス

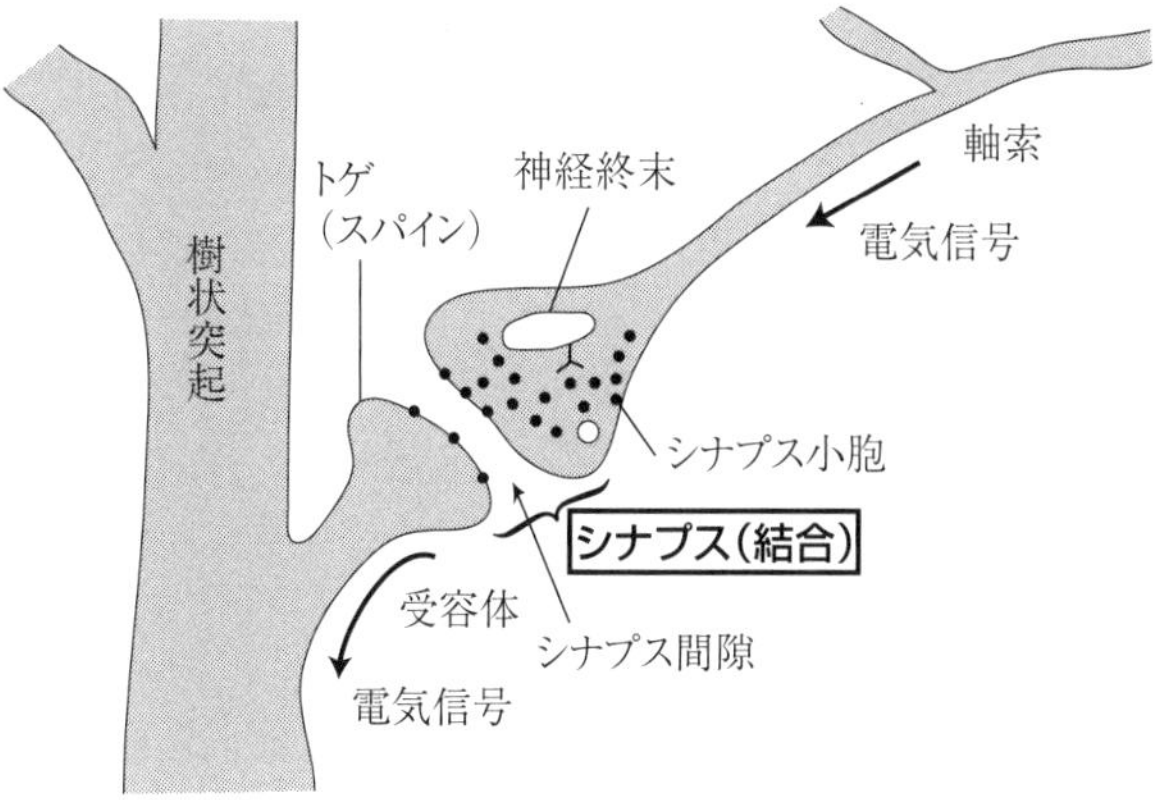

出典）黒田洋一郎（1998）『アルツハイマー病』岩波書店（岩波新書）

「五〇年ほど前、私が生まれた頃の日本は、農薬も化学肥料もほとんどなく、携帯電話もないから電磁波もほとんどない。一九六〇年代後半から急に農薬や化学工業が増えました。アメリカはそれより約一〇年早く化学物質の公害が起きていましたが、面白いことに、発達障害や脳の病気はアメリカの方が早いのです。ホモサピエンスが誕生して約二〇〇万年ですが、ここ五〇年くらいの、化学物質や電磁波で脳がめちゃくちゃにされる時代は、人類史上初めてです。だから、私たちの脳が抵抗できないのは当然です。こんな状況を予想して脳を作っていないのです」

胎児や乳幼児期の脳は最も脆いと言われていますが、化学物質や電磁波で傷ついた脳を修復することはできないのでしょうか。

「子どもの脳は可塑性がとても高いので、言葉やいろいろなことを周りから覚えていきます。この可塑性は人の場合、青年期まで続いていきます。子どもの脳は特に壊れやすいですが、シナプスが可塑的なので直しやすいのも確かです」

ただし、「脳には血液脳関門というバリアがあって、外から悪い物を入れないようになっているのですが、それが逆に響いて、溜まったものを出しにくい場合があります」。

「脳が既に出来ている大人は、化学物質に対しては胎児や赤ちゃんほどダメージを受けませんが、サリン事件の時のように、毒ガスの後遺症が残ったり、農薬の中毒が起こります。それでも、子どもよりは強いのです。でも、電磁波は、動いている脳の仕組みそのものに働きます。そこが、化学物質と違うところです。程度の差ですが、電磁波の方が、かなり大人になっても影響を受ける可能性はあると思います」

証明することの難しさ

しかし、電磁波によって、どういう影響が起きているのかを証明するのは、今のところ難しいと考えているそうです。

「CT（コンピューター断層撮影）検査やMRI（磁気共鳴映像法）検査を当然のようにやっていますが、MRIは、初めは一T（テスラ、一万G）くらい、今は二Tとかもっと強い磁場です。頭が痛くなる人もいますが、当然だと思いますよ。人の脳は敏感だから、『おかしい』というのがすぐにわかりますが、証明しようとすると難しい」

「本当に慎重な研究者は、ポジティブ・コントロール（陽性対照）といって、『こういう方法でやると結果が出る』という方法を繰り返し、結果が現れないなら、『やっぱり違うのかもしれない』と考えます。どうやったら確認できるのかわからない実験方法でやって『害がない』と言うのは、科学的な意味でも正しいとは言えません。こういうのは『コントロールがない、ポジコンがない』と私たちは言います」

「昔の大学の先生はちゃんとしていて、実験を発表すると『こんな実験はだめだ。ポジコンがないだろう』と怒られたものです。『ネガティブ・データ（陰性対照）しかない時に、一気に、安全だというのは危ない』というのは、昔は基本的な科学実験の解釈の仕方でしたが、今は専門家の中でもだんだんおかしくなっています。大体、政府側とか産業側についている人は、そういう人たちです。信じ込んでいるのか、お金のせいでそう言っているのか、わかりません。それはもう、安全か安全じゃないかを判断する時の、日本の基本的な欠点ですね」

「全体を把握するだけのデータを出すのは大変なことで、あと一〇年二〇年はかかります。その間に、子どもの発達障害がどんどん増えていってしまったら、どうするのか」

と黒田先生は懸念しています。

「ヨーロッパを中心に予防原則という考えがあります。『危なくない』と思っていると、本当に危なかった場合に困るので、避けられる物は避けた方が良いという考えですが、日本にはその意識がありません。研究も進めなくてはいけませんが、膨大なお金と時間がかかりますし、そういうことをきちっと考えてやる人が増えなくてはいけません。一部の人たちは、もっと研究をしてよくわかっていけば、問題は解決すると考えています。しかし実は、研究に一〇年かけていれば、わかった時点でその分だけ遅れているということなのです」
「人の脳は今のコンピューターが何台あってもかなわないほど高性能なのに、何十年もちゃんと動くでしょう。神経系のシステム全体が、長持ちするように始めから出来ています。だいたい六〇歳くらいまでは保つように人の脳はできていて、そこから先は個人差で、作りが悪かった人はちょっとぼけて、作りがいい人は一〇〇歳でもぴんぴんしている。近年は、子どもの発達障害が起こるくらいですから、どこか作りの悪い人は六〇歳まで保たないで四〇代くらいで故障し始めるかもしれない。前頭葉や海馬など、一番大事なところが保たなくなればぼけます。その上にまた電磁波でしょ、脳は受難の時代です」

化学物質過敏症は病名認定され、社会的な認知も高まりつつありますが、電磁波過敏症への理解はまだまだです。人工的な電磁波は環境に蔓延しており、化学物質過敏症以上に今後、急増する可能性もあります。

日本でも政策や企業経営に予防原則が採用されるよう、政府に働きかける必要があるでしょう。〝科学的な証明〟を待っているだけでは、発症者を減らすことも、既に発症した子どもたちを助けることもできません。

参考文献
河村宏・辻万千子（二〇〇四）『暮らしのなかの農薬汚染』岩波書店（岩波ブックレット、No.６１９）
黒田洋一郎（一九九八）『アルツハイマー病』岩波書店（岩波新書）

黒田洋一郎（二〇〇三）「子どもの行動異常・脳の発達障害と環境化学物質汚染：ＰＣＢ、農薬などによる遺伝子発現のかく乱」『科学』二〇〇三年一一月号、岩波書店
黒田洋一郎（二〇〇八）「発達障害の子どもの脳の違いとその原因」『科学』二〇〇八年四月号、岩波書店

4　原発事故の影響と基準値の欺瞞

電磁波過敏症への影響

二〇一一年三月一一日、東日本大震災が発生し、翌一二日に福島第一原子力発電所（東京電力）は、炉心を冷却できなくなって水素爆発を起こし、建屋が大きく損壊しました。

この事故以来、頭痛や喉の痛み、倦怠感などを訴える電磁波過敏症の方が東北地方だけでなく、埼玉県、東京都、神奈川県、長野県など、各地で現れています。

岩手県盛岡市在住の紀子さん（仮名、五〇歳）一家は、数年前から母娘ともに電磁波過敏症と化学物質過敏症を発症していましたが、一三日午後二時四〇分頃から、紀子さんはチリチリした喉の痛みや体のだるさを感じました。二〇歳の長女は体のだるさや腹痛が続き、一六歳の次女は「骨が折れそうに痛い」と訴え、全身の関節がポキポキポキと鳴り、甲状腺が腫れてきました。

甲状腺の部分が全体に腫れて盛り上がるのではなく、「甲状腺の形が外からもわかるような、ハート型に見える腫れ方」だそうです。甲状腺はH型または蝶が翅を広げたような形で、ハート型に見えるというのもうなずけます。

症状は一三日以降継続しており、紀子さんは外出するたびに、ぐったりと疲れると言います。このような感覚は今までなかったそうです。

放射性ヨウ素131は甲状腺に蓄積しやすいことが知られています。盛岡市は福島原発から約二七〇km も離れていますが、三月二三日には、水道水から放射性ヨウ素131が五・二九 Bq／kg（ベクレル／キログラム、ベクレルは放射能の量を示す単位）、セシウム137が〇・一三 Bq／kg が検出されています。原子力安全委員会が定めた基準では、水道水の場合、ヨウ素131で三〇〇 Bq／kg、セシウム137で二〇〇 Bq／kg ですから、一応「基準値」を下回っています（表9参照）。しかし、WHOのガイドラインでは、ヨウ素131は一〇 Bq／kg としています。日本の基準では、乳児にも一〇〇 Bq／kg を認めているので、一〇倍もゆるいことになります。

体内に放射性物質を取り込んで被曝する「内部被曝」をしてしまうと、物質が放射線を出し続ける間、影響を受けることになります。放射性ヨウ素131の物理的半減期は八日ですが、セシウム137は三〇年です。ところがヨウ素131であろうが安心はできません。半減期には放射性物質が崩壊して半分が別な物質に変わる時間を現す「物理的半減期」とは別に、体内に取り込まれた放射性物質が代謝などによって減っていく「生物学的半減期」があります。チェルノブイリ事故後、放射性物質がどのように食物汚染に取り込まれたかを調査したカナダ、ゲルフ大学のデイビット・ウォルトナー

表9　飲食物摂取制限に関する指標

核種	原子力施設等の防災対策に係る指針における摂取制限に関する指標値(Bq/kg)	
放射性ヨウ素 (混合核種の代表核種：ヨウ素131)	飲料水 牛乳・乳製品*	300
	野菜類（根菜、芋類を除く）	2000
放射性セシウム	飲料水 牛乳・乳製品	200
	野菜類 穀類 肉・卵・魚・その他	500
ウラン	乳幼児用食品 飲料水 牛乳・乳製品	20
	野菜類 穀類 肉・卵・魚・その他	100
プルトニウム及びウラン元素のアルファ核種(^{238}Pu,^{239}Pu, ^{240}Pu, ^{242}Pu, ^{241}Am,^{242}Cm, ^{243}Cm, ^{244}Cm 放射能濃度の 合計)	乳幼児用食品 飲料水 牛乳・乳製品	1
	野菜類 穀類 肉・卵・魚・その他	10

＊100 Bq/kg を超えるものは、乳児用調製粉乳及び直接飲用に供する乳に使用しないよう指導すること。

出典）厚生労働省プレスリリース（2011.3.17付）「放射能汚染された食品の取り扱いについて）

＝テーヴス教授は、ヨウ素131の「人体における生物学的半減期は二〜四カ月であるため、被曝を避けることが絶対に必要である」としています。

CT検査でガンのリスクが増加

三月二一日、福島県で生産された牛乳やほうれん草から、暫定基準を超える放射性物質が検出されました。この暫定基準は、原発事故後に厚生労働省が急遽定めたもので、国際基準やチェルノブイリの後に決められた基準よりずっと甘く問題のある数値です。政府は「ただちに健康に悪影響を及ぼすものではない」「この牛乳を一年間摂取してもCT検査一回分」と説明しました。

一般の人々の被曝限度は、年間で一〇〇〇マイクロシーベルト（μSv：体内に吸収される放射線の量を示す単位）ですが、CT検査を一回受ける際の被曝量は六九〇〇μSvで（参考：文部科学省「日常生活と放射線」）、約六・九倍です。検査を受ける人は被曝という不利益を受けますが、それよりも病気の治療に役立つ利益の方が大きいという考えから、被曝限度値に医療被曝は含まれていないのです。

では、医療検査で六九〇〇μSvに被曝しても、健康影響はないのでしょうか。実際には、CT検査での被曝によってガンが増えるという研究がいくつもあります。CT検査の利用は、アメリカと日本で急増しています。アメリカでは年に六二〇〇万人以上が受けていて、そのうち四〇〇万人が子どもだと推定されます。

コロンビア大学メディカルセンターのディビッド・ブレーナー博士ら（二〇〇七）は、アメリカで発

図11　レントゲン検査に起因する発ガンリスク

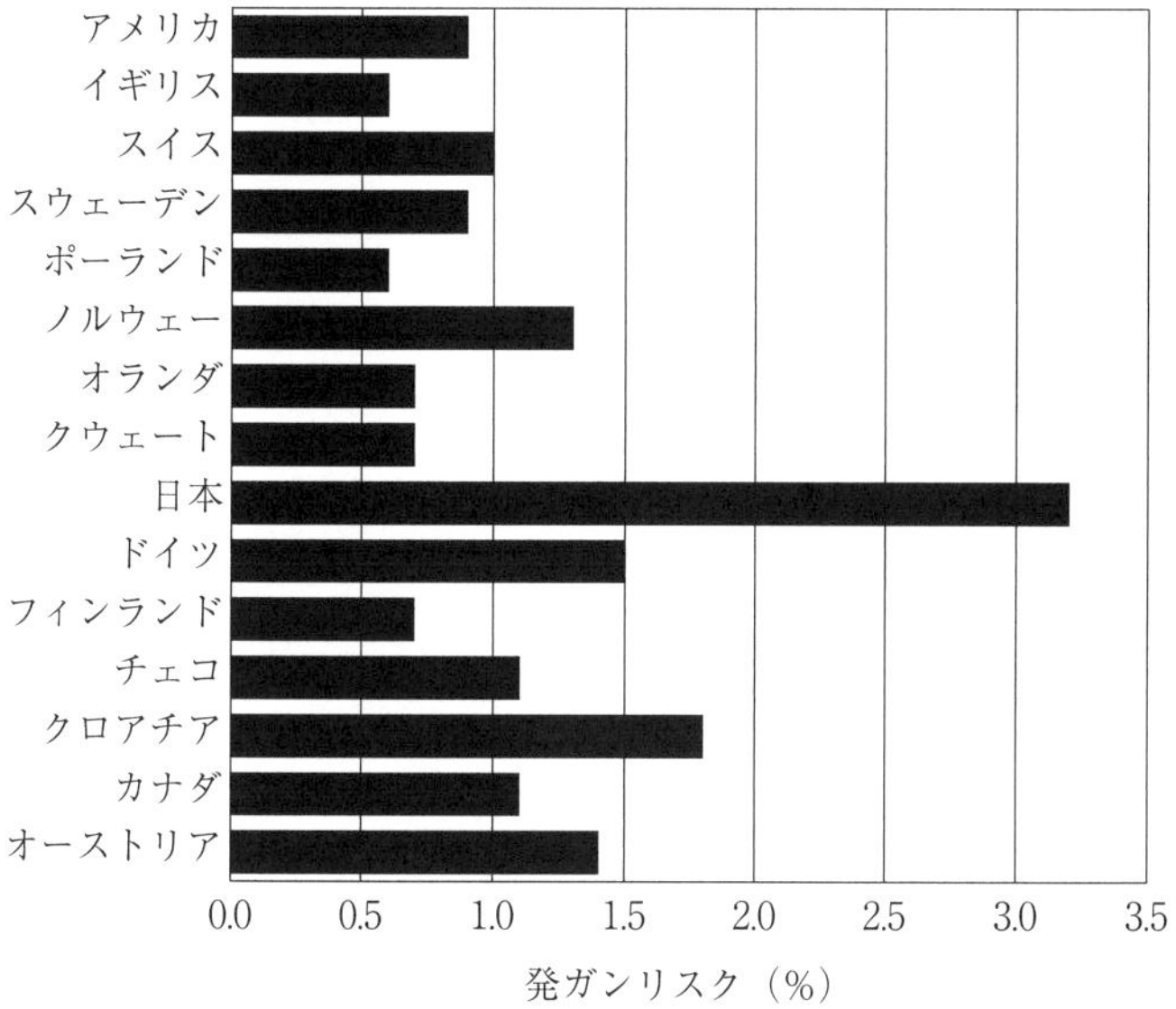

参考）Amy Gonzáles（2004）より著者作成

生するすべてのガンの一・五～二％はCTスキャンからの放射線被曝が原因だという推定値を発表しました。

　ところで、レントゲン検査での被曝量は胸部レントゲン検査では五〇μSv／回、胃のレントゲン検査では六〇〇μSv／回になります（参考：文部科学省「日常生活と放射線」）。レントゲン検査に問題はないのでしょうか。

　二〇〇四年一月、世界的に権威のある学術誌『ランセット』で、レントゲン検査によるガン発症の増加を検証した研究が発表されました。オックスフォード大学のエイミー・ゴンザレス博士とサラ・ダービー教授（二〇〇四）は、少量の放射線がガンを起こすかどうか検証するため、イギリスや欧州諸国、北米、日本など一五カ国でレントゲン検査によるガンのリスクを調査しました。

この研究結果によると、イギリスではレントゲン検査に起因するガンは〇・六％で、この割合は年間七〇〇人の発症に相当します。その他の国は、〇・六～一・八％でした。

日本は世界で最も頻繁に検査をしていて、発ガンリスクも最多の三・二％（年間七五八七人に相当、男性のリスクは二・九％、女性は三・八％）でした（図11参照）。病気の治療のためにどうしても必要なら検査を受けなくてはいけないでしょうが、医療検査の放射線が原因で将来、ガンになるのは避けたいものです。別な病院や過去に撮影した検査結果を利用できないか、他にもっと良い検査方法がないか、などを十分に考慮して不必要な検査を避けたほうがいいでしょう。

なお、放射線の発生源が外部にある外部被曝よりも、放射性物質を体内に取り込んでしまって被曝状態が継続する内部被曝の方が影響は深刻のようです。

放射性物質は体内の化学物質と親和性があり、体内に入ると金属イオンとして骨へ吸収されます。チェルノブイリ事故で放出されたストロンチウム９０（半減期二八年）は、歯や骨に吸収され、骨髄で作られる血液と免疫細胞を傷つけ、白血病やその他のガンを発生させます。放射性ヨウ素は甲状腺に蓄積しやすく、子どもや胎児の間で甲状腺ガンの増加につながります。

チェルノブイリ事故の影響

一九八六年四月に発生した旧ソ連・チェルノブイリ原発の事故では、原発のあったウクライナだけでなく他のヨーロッパ諸国でも、大勢の人が汚染された水や空気、食物を通じて放射性物質を体内に取り込みました。

原発に近いロシアやウクライナ、ベラルーシでは子どもの白血病や甲状腺ガン、成人の白血病、心臓血管系の病気などが多発しました。アメリカ国立がん研究所の調査によると、事故当時、一八歳以下だった子どもや胎児だった人の間で、二五年たった現在も、甲状腺ガンが増えているそうです。

ヨーロッパ諸国でもガン患者の増加が報告されています。スウェーデン北部では、事故後に降った大雨の影響で、放射性物質に汚染されました。マーティン・トンデル博士は、汚染された北部七州で調査を行ないました。対象になったのは、一九八八年から九六年の八年間でガンになった一万三八二三人で、セシウム137による汚染状況も調べました。土地の汚染状況によって六つのグループに分類して比較すると、被曝量の多い地域ほど発ガン率が高いという結果が出ました。分析すると、チェルノブイリ事故の影響でガンになったのは研究対象者のうち八四九人という結果が出ました。

ドイツの原発周辺で白血病増加

チェルノブイリ事故のような大規模な放射性物質の放出でなくても、原発周辺で小児白血病が増えた例があります。原子力発電所があるドイツのハンブルク近郊では、一九九〇年以降、小児白血病が異常に増加していることが、医師の報告によって明らかになりました。原発は事故があったと公表してはいませんが、定期的な環境サンプリングの結果から一九八六年に放射性物質が流出する事故が起きた可能性があり、複数の研究グループが調査をしています。原発周辺の家の屋根裏からは、プルトニウムなどの放射性物質が検出されました。周辺住民の血液を検査したところ、リンパ球で染色体異常が多いという結果も出ました。

ウォルフガング・ホフマン博士ら（二〇〇七）が、一九九〇年から二〇〇五年にかけて、原発から半径五km以内で起きた小児白血病を調べると、この期間に一四件の小児白血病が確認されました。ドイツ全体での発症率と比較すると、一九九〇年〜九八年の発症率は四・三四倍、一九九九年〜二〇〇五年の発症率は二・七倍に増えました。〇〜四歳の子どもで比較すると、特に発症率が高い（四・九倍）ことがわかりました。この地域では一五年以上、発症率増加が続いており、さらに調査する必要がある、とホフマン博士は述べています。

状況次第で変わる「限度値」

国際放射線防護委員会（ＩＣＲＰ）の被曝限度は、一般人に対して一mSv／年、労働者は五〇mSv／年で、日本もＩＣＲＰに準じています。

福島原発事故をうけてＩＣＲＰは、将来、一mSv／年へ引き下げることを条件に、汚染地域に住民が住み続ける場合は一〜二〇mSv／年の参照値を採用するよう、三月二一日付の文書で勧告しました。

二〇mSv／年に引き上げれば、住民は避難しなくてよい、というわけですが、影響を受けやすい胎児や子どもへの影響は、どのように考えているのでしょうか。

その後、このＩＣＲＰ勧告を後ろ盾に、文部科学省はさらに驚くべき対応を打ち出しました。四月一九日、福島県内の学校で校舎や校庭の利用について一～二〇mSvまで認める、という通知を文部科学省は、発表したのです。「校庭や園庭で三・八μSv／時以上の空間線量が測定された学校等については、（中略）当面、校庭・園庭での活動を一日あたり一時間程度とする」こと、「三・八μSv／時以上を示した場合においても、校舎・園舎内での活動を中心とすることなどにより、児童生徒等の受ける線量が二〇mSv／年を越えることはない」としています。

これは二〇一一年の夏休みが終わるまでの暫定的な方針だとしていますが、放射線の影響を最も受けやすい子どもたちを、このような環境に放置するのは許されません。事故以前の福島県の平常値は〇・〇三七～〇・〇七一μSv／時で、三・八μSv／時はその約五三～一〇〇倍に相当します。

しかも文部科学省は、四月二〇日付けで学校関係者や保護者向けに、「放射能を正しく理解するために」という資料を配布し、健康影響を気にすると心身の不調が起きるので、心配しないように求めています。

「放射能のことをいつもいつも考えていると、その考えがストレスとなって、不安症状や心身の不調を起こします」、「もし保護者が過剰に心配すると、子どもにも不安が伝わって、子どもの心身が不安定になります」、「放射能について過剰に心配しない、させないことが大切です」。教育現場の安全性に責任を負うべき文部科学省が、学校の汚染を放置し「心配するな」という誤ったメッセージを流すとは信じられません。

福島原発事故の処理に当たるため内閣官房参与に任命された東京大学大学院の小佐古敏荘教授は、

政府の対応は法に則っておらず、場当たり的だと批判し、四月二九日に辞意を表明しました。とくに、文科省の対応を「全くの間違い」と強く非難しています。「年間二〇mSv近い被ばくをする人は、約八万四〇〇〇人の原子力発電所の放射線業務従事者でも、極めて少ないのです。この数値を乳児、幼児、小学生に求めることは、学問上の見地からのみならず、私のヒューマニズムからしても受け入れがたいものです」と述べています。

厚生労働省は、緊急時には作業員の被曝限度を一〇〇mSvへ引き上げることを認める省令を一九七二年に出していましたが、三月一五日に省令を改正し、原発事故の作業にあたる労働者の被爆線量を二五〇mSvへ引き上げました。一九九〇年の国際放射線防護委員会（ICRP）勧告では、「重大事故時においては、事故の制御と即時かつ緊急の救済作業における被ばくは、人命救助を例外として約五〇〇mSvを超えないようにすべき」とされていること、「二五〇mSv以下では、急性期の臨床症状があるとの明らかな知見が認められない」というのがその理由です。

日本原子力研究開発機構（JAEA）は、放射線の安全基準について「二〇〇ミリシーベルト以上の大量の放射線を短時間に受けた場合の影響は明らかですが、少量の放射線の人々の影響は明らかになっていません」と記しています。健康影響が明らかになっていないのに、原発の利用だけが進んでいる状況は、携帯電話問題と同じです。

低レベルの放射線に被曝した場合の健康影響を調べるために、一九九七年の欧州議会の議決を経て設立された欧州放射線リスク委員会（ECRR）は、ICRPの基準やリスク評価モデルは不十分だと批判し、二〇〇三年には一般の人々の被曝限度を年〇・一mSv／年、原子力産業の労働者は五mSv／

年へ引き下げるよう勧告しました。ＥＣＲＲが開発したリスク評価モデルによる試算では、環境中の放射線への被曝量が〇・一μSvから〇・五μSvへ増えた状態で、一〇〇〇人が一週間被曝した場合、そのうち四人がガンになると発表しています。

ＥＣＲＲは二〇〇九年五月、ＩＣＲＰのリスクモデルを検証する会議をギリシャで開きました。チェルノブイリ事故によって、現在のＩＣＲＰモデルは、とくに胎児や幼い子どもの被曝へ適用するのがふさわしくないことが明らかになったと主張し、ＥＣＲＲのモデルを各国が採用することを求めています。また、医学的な検査のために放射線被曝が急増していることを懸念し、患者の被曝を伴わない医学技術のための調査を行なうよう促しています。

人々の健康を守るために、健康影響に基づいて定められた被曝限度値なら、緊急時であっても変更されることはないでしょう。一般の住民に対して二〇mSv／年を認めたＩＣＲＰの勧告と、子どもにまでこの値を適用した政府の対応は、基準値は状況次第でどうとでも変えられることを明らかにしました。

参考文献

デイビッド・ウォルトナー＝テーヴス「食物連鎖における放射性物質汚染」一般社団法人サイエンス・メディア・センターのホームページ（http://smc - japan.org/?p=1620）

「放射線被爆問題について」日本科学者会議ホームページ（www.jsa.gr.jp/）

David J Brenner and Eric J Hall "Computed Tomography -An Increasing Source of Radiation Exposure" N

Engl J Med (2007)357:2277-84
Amy Berrington de Gonzales and Sarah Darby "Risk of Cancer from diagnostic X-raus : estimates for the UK and 14 other countries" Lancet (2004) vol.363: 345-51
ザミール・P・シャリタ『電磁波汚染と健康』（緑風出版）p39
National Institute of Health "Higher Cancer Risk continues after Chelnobyl"(http://www.nih.gov/news/health/mar2011/nci-17.htm)
マーチン・トンデル「北スウェーデン地域でのガン発生率増加はチェルノブイリ事故が原因か？」（「科学・人間・社会」二〇〇六年一月号）
Wolfgang Hoffmann, Claudia Tershueren, and David B Richardson "Childhood Leukemia in the Vicinity of Geestacht Nuclear Establishments near Hamburg, Germany" Environ Health Perspect (2007) 115(6):947-952
世界保健機構FAQs : Japan nuclear concerns (http:www.who.int/ hac/crises/jpn/fags/en/index8.html)
文部科学省「日常生活と放射線」
ICRP "Fukushima Nuclear Power Plant Accident" Mar 21, 2011
ＥＣＲＲ 欧州放射線リスク委員会　二〇〇三年勧告(http://www.jca.apc.org/mihama/pamplet/pamph_ecrr2_smry.htm)

第三章　八人の過敏症体験

1　発症して患者会を設立——著者・加藤やすこの経験

処方薬で化学物質過敏症に

私、加藤やすこは一九九九年に化学物質過敏症を、二〇〇二年に電磁波過敏症を発症しました。一時期は家の外に出られないほど症状が重い時期もありましたが、今では化学物質にはほとんど反応しなくなり、電磁波過敏症も良くなってきています。

化学物質過敏症を発症したきっかけは、病院で処方された薬でした。子宮内膜症のため生理痛がひどく、激しい痛みのせいで脂汗が出て嘔吐を繰り返していました。ある総合病院の婦人科で「副作用の少ない低容量のピルがある」と勧められましたが、その薬を飲んでからすぐに、合成洗剤やタバコ、化粧品など、身の回りの化学物質に反応して、頭痛や動悸、呼吸困難を起こすようになりました。医師に相談すると「この薬でそんな症状が出るはずはないから、続けなさい」と言います。しかし、時間が経つにつれて反応する物質はどんどん増え、排気ガス、食品の香料や添加物、水道水の塩素、ワックスにも反応するようになりました。

自分の判断で薬の服用を止め、同じ総合病院の循環器科を受診しました。症状を説明している時に、病院内の医薬品に反応したのか、急に脈が速くなって心臓が苦しくなったので「症状が出た」と伝えると、医師は脈を取ってから「走れば、脈はこのくらい速くなりますから、問題ありません」と言いました。

確かに、走れば脈が上がるのは当たり前ですが、なぜ椅子に座っているだけで脈が急激に上がるのかは説明してくれませんでした。医師というのは、事実を見て科学的に判断するものだと思っていたのですが、どうやらそうではない場合もあるようで、この後も、似たような体験を何度もしました。当時はシックハウスという言葉が出始めた頃で、化学物質過敏症という病気は医師にもほとんど知られていなかったのです。

病名もわからないまま時間が経ち、その間に症状は重くなっていきました。その頃私は雑誌に環境問題の記事を書く仕事をしており、北海道旭川市に開設された化学物質過敏症患者の療養施設を取材することになりました。そこで患者さんの話を聞き、自分も化学物質過敏症だと確信できて、心底、ほっとしました。病名がわかって安心するなんて不思議かもしれませんが、原因がわからないのに体調不良が続くのは不安なものなのです。

その後、地元で化学物質過敏症に詳しい医師を見つけて受診し、化学物質過敏症と診断されました。「一度得た過敏性は消えないけれど、七～八割の人は症状を改善できます」と言われ勇気づけられました。

ここにたどり着くまで、発症から一年が経っていました。症状は重くなり、脱力感がひどく、睡眠障害も起きて、ほとんど家から出られない状態になっていましたが、通院し始めて三カ月ほどで症状が劇的に改善し、食欲や仕事への意欲も出るようになりました。一年後には工事中の建物の側を通って、有機溶剤の臭いを嗅いでも平気なほど、回復していました。

クリニックでは、体内の重金属汚染などを調べるために毛髪分析検査を行ない、有害重金属を排出する（デトックス）ための総合ミネラルやビタミン剤などを、サプリメントで摂取しました。また、デトックスするために入浴や運動で汗をかくこと、代謝を高めるために筋肉をつけることなどを勧められました。食物アレルギーの検査も行ない、アレルギーを起こす食品を避けることや、同じ食品を続けて摂取しない「回転食」をするよう指導され、毎日の食事を記録するようことになりました。

私の場合、発症の引き金は医薬品でしたが、それまでに大量の化学物質を被曝していたことにも気づきました。親の仕事の関係で二年に一度は引っ越しをしており、新築の社宅に入居したこともたびたびあります。実家では当たり前のように、殺虫剤や合成洗剤を使っていました。食品の残留農薬や食品添加物も摂取していました。そのために体内には大量の化学物質が蓄積しており、処方薬はその最後の一押しにすぎなかったわけです。

化学物質過敏症が良くなるにつれて、あれほどひどかった生理痛も改善し、痛みを感じなくなりました。

電磁波過敏症を併発

化学物質へほとんど反応しなくなった二〇〇二年二月、今度は電磁波過敏症を発症しました。主治医には「電磁波過敏症を発症する可能性がある」と言われていましたし、その一年前には化学物質過敏症の知人が電磁波過敏症も発症し、どのような症状が出るか聞いていたので、自分が発症した時もすぐに気づくことができました。

私が住む札幌市は雪が多く、雪が降ると道路の除雪作業が行なわれます。例年二月を過ぎると、路肩に堆積して固くなった雪を、大型のロータリー除雪車が粉砕・排雪していきます。五〇メートルほど離れた市道でロータリー除雪車が作業をすると、心臓が締め付けられるように痛みました。雪を粉砕するローターが回転する際に発生する低周波振動音の影響だと思います。電磁波過敏症は、電磁波だけに反応するのではなく、全ての物理的な刺激に敏感になることがあります。人によって違いますが、低周波音や高周波音、超音波、振動、光刺激、気圧の変化などに反応します。

近隣の市に住む電磁波過敏症の知人たちも、ロータリー除雪車が作業に来ると具合が悪くなるので、その日は家にいないようにしています。

ロータリー除雪車で症状が現れた翌日、市電に乗るとパンタグラフの下で強い圧迫感を感じ、頭が押さえつけられるように重くなりました。その後も送電線から発生する低周波電磁波、携帯電話や基地局からの電磁波など、反応する電磁波発生源は増えていきました。また、ヘリコプターの低周波音にも敏感になり、日光を異様にまぶしく感じるようになりました。

身近な発生源にはどういうものがあるのか思い浮かべてみると、住んでいる家から約一五〇メートル先には高圧送電線があり、電力使用量の多い真夏や冬場は磁場が〇・七〜〇・八mGになります。春や秋はその半分の〇・三〜〇・四mG程度です。また、周囲に携帯電話基地局はありませんが、ドコモは圏内になりますから、携帯電話電磁波にも被曝していたことになります。

化学物質過敏症の時と同じで、引き金とは別に、さまざまな周波数帯への被曝が背景にあったのだと思います。

うつと不眠、食欲不信に

高圧送電線から発生する低周波磁場は、季節や時間帯によって変動します。真夏日で電力使用量が増えると、熱は無いのに、風邪を引いて熱が出た時のように、体がだるくなって立ち上がるのもおっくうになりました。磁場を測定してみると〇・八mGで、磁場の影響ではないかと考えました。

札幌は真夏日が少ないので夏場はまだましなのですが、冬場は暖房を使うため電力使用量が増え、磁場が高い日が何カ月も続きます。最初に発症した年は、冬の終わりだったのでそれほど辛くありませんでしたが、次の冬は大変でした。

一日のうちで最も磁場が高いのは夕方で、その頃になると脈拍が一二〇～一四〇に増えて（成人の正常値は七〇～八〇）心臓が苦しくなります。毎日、夕方になると急に悲観的になって、「もう治らないんじゃないか」と落ち込んだり、わけもなく泣き続ける状態が続きました。

そのうち、眠れなくなりました。一晩に二時間ほどうとうとする程度で、熟睡することはできません。いつも動悸がして体に力が入らず、倦怠感、耳鳴りに悩まされ、食欲も落ちて痩せていきました。うつ状態になり、生きていることに希望が持てず、自殺願望が強くなっていきました。症状は悪化する一方なのに、出口が見えない状況では、死ぬことだけが救いに思えたのです。

うつ状態がひどいので、主治医に相談すると心療内科を受診するよう勧められました。心療内科の医師に、低周波磁場が高くなると脈拍が通常の倍に増え、不安感が強くなることなど症状を告げると、医師は「あなたの場合、診断を下すことはできないけど薬は出します」と言って抗うつ剤「SSRI（選択的セロトニン再取り込み阻害薬）」を処方されました。しかし、化学物質に敏感なため、この薬を飲むとひどい下痢をして服用を続けることはできませんでした。

一番辛い時期は、祈ることが助けになりました。私はクリスチャンではありませんが、幼い頃から身近な宗教はキリスト教でした。祈りの言葉を口にすることで涙が出て、少しだけ気持ちが楽になりました。どんな形であれ、感情を外に出すことができたのは良かったと思っています。

よく唱えたのは、ドイツの神学者で政治学者のラインホルド・ニーバーの次の祈りです。

「神よ
変えられないものを受け入れる心の静けさと
変えられるものを変える勇気と
その両者を見分ける英知をお与えください」

後に、他の過敏症の患者さんからも、この祈りを唱えていたという話を聞きましたが、変えられないものは受け入れ、変えられるものは変えることは、病気を乗り越える上で必要な心構えなのでしょう。どこにも救いが見つからない時、祈ることは支えになると思っています。

また、電磁波の生体影響に詳しいザミール・P・シャリタ博士の著書を訳すことも支えになりました。当時、化学物質過敏症について書かれた本はたくさんありましたが、電磁波過敏症に関するものはほとんどなく、「電磁波発生源から離れるように」とある程度で、具体的な対策はわかりませんでした。

シャリタ先生の本には、電磁波によって体内で活性酸素が増え、重金属が蓄積しているほど活性酸素が多くなること、そのため重金属を排出したり、活性酸素を減らす抗酸化物質（ビタミンA、C、Eなど）を摂取すると良いことなど、具体的な対策が書かれており、私自身、訳しながら非常に助けられました。心身ともにぼろぼろな状態でしたが、この本が世に出れば大勢の患者さんが助かるだろうという想いで、辛い時期を何とか乗り切ることができました（『電磁波汚染と健康』として緑風出版より刊行）。

転居せずに回復をめざす

春になって低周波電磁場が減ってくると、体調も少しずつ改善していき、落ち着いて考えられるようになりました。一時は、友人宅へ何日か避難させてもらったこともあり、電磁波の少ない環境へ転居したいと願っていました。

しかし、高圧線から離れたとしても携帯電話基地局の問題があります。運良く基地局がない場所を見つけられたとしても、いつ設置されるかわかりません。化学物質が少ない場所を見つけるのも困難です。排気ガスが多い都市部を離れて郊外に行けば、農薬や野焼きの煙の問題があります。私にとって安全で、なおかつ連れ合いの仕事にも差し支えのない場所を探すのは不可能に近いでしょう。

そこで、発症したこの場所で回復をめざすことにしました。それまでは、転居して良くなった人の話しか聞いていませんでしたが、安全な環境に引っ越すことにこだわると、精神的な消耗は大きくなりますし、ここでできることを全てやってみようと考えたのです。

送電線から発生する低周波電磁場を遮蔽することは難しいですが、携帯電話など無線周波数電磁波なら金属で遮蔽できます。家の周囲で無線周波数電磁波を測定し、電磁波の強い南側と東側の壁を金属製の外壁材で覆い、アースをとりました。最初はアースの接地場所が悪くて、なかなかアースされず、電場が強くなって苦しくなることもありましたが、通電性を高めるため水気の多い場所に接地すると、快適になりました。窓にもシールドクロス（金属をコーティングした布）を施し、アースをつけました。金属は電磁波を反射する性質もありますが、帯電もするからです。無線周波数電磁波の被曝を減らしたことで、体はずいぶん楽になりました。

また、友人に教えられてホメオパシーやフラワーエッセンスなど、ヨーロッパ発祥の代替医療も試してみました。どちらも植物や鉱石などを利用して、自然治癒力を引き出すものです。最初は半信半疑でしたが、ホメオパシーに詳しい医師に相談して勧められたレメディ（植物や鉱物のエッセンスを希釈したもの）を摂ると、音や振動への症状が減りました。それまでは洗濯機をまわしている間、家に居ることができず庭に逃げていましたが、その後は平気になりました。今は洗濯機を使いながらその側で作業をしていても、何ともありません。その後も症状や体質に応じていろいろなレメディを試しています。化学物質過敏症だと化学的に合成された医薬品で過剰に反応する場合があるので、レメディをある程度そろえておくと役立つと思います。

今はフラワーエッセンスをよく使っています。外出先で電磁波に被曝した時のために、インディゴ・エッセンスの「バブル」というエッセンスを持ち歩いています。ホメオパシーもフラワーエッセンスも、人によって合うものが違うので、いろいろ試してみてください。インターネットでも購入できます（http://www.natureworld.co.jp/）。

また、電磁波に被曝した後、塩を入れた風呂に浸かったり、裸足で土の上を歩いてアースするのも有効です。多くの患者さんからこの方法が役立ったと聞いています。詳しくは拙著『電磁波・化学物質過敏症対策』（緑風出版）でも紹介していますので、ご参照ください。

過敏症の現状を伝えるために

こうして電磁波への被曝を減らし、体調改善に努めた結果、症状はどんどんよくなっていきました。冬になると辛かった症状も軽くなり、今では磁場が高くなっても体調が悪化することはありません。

シャリタ先生の著書の翻訳を通じて、海外には電磁波過敏症に関する論文や文献が多数あることや、電磁波過敏症の市民団体が各国で活動していることも知りました。例えば、高圧送電線周辺では、小児白血病や脳腫瘍、睡眠障害などが多く、高圧送電線から五〇メートル以内では、自殺率が二～三・六倍高いという報告があること、携帯電話基地局周辺では不眠や頭痛、耳鳴りなどの体調不良を訴える人が多いことも知りました。

他の発症者にこれらの情報を伝えようと、二〇〇三年春に「ＶＯＣ・電磁波対策研究会」を設立しました。各国の過敏症対策および電磁波や化学物質規制の動き、研究報告などを紹介するほか、患者の手記や症状改善に役立った対策などを、会報やホームページで紹介しています。

当時、化学物質過敏症の認知度は低かったのですが、電磁波過敏症はもっと知られていませんでした。過敏症の治療そのものは主治医のところで受けられても、それ以外の病気になった場合、安心して病院を受診することもできない状態でした。なぜなら病院内は医薬品や消毒薬の臭いで溢れ、レントゲン検査なども体に負担がかかります。歯が痛くなっても、歯科医院はホルマリン臭くて、入り口に近づくこともできません。私の場合も怪我をして外科的な処置が必要だった時も、化学物質過敏症だというと診療拒否されたことがあります。まずは、医療関係者に現状を知ってもらおうと、医学分野の関係学会で電磁波過敏症発症者へのアンケート結果や、携帯電話基地局周辺で起きている健康問題などを発表してきました。また、携帯電話基地局の反対運動や訴訟が起きている地域、健康被害が発生している地域もできるだけ取材するようにしました。

取材に行けばさまざまな電磁波に被曝するので、体調が悪化して動けなくなったり、帰宅後は一週間ほど寝込んだりすることもありましたが、今では一〜二日で回復するようになってきました。携帯電話の電磁波は強くなる一方なので、銀行のＡＴＭの前で並んでいる時に後ろで携帯電話を使われて倒れたこともありますが、回復のスピードが早くなった分、何とか生活できています。

過敏症になってから大変な状況が続きましたが、今では良い経験だったと思えます。多くの方との出会いがあり、支えられてきたことに感謝しています。

しかし、より広い、社会的な視点から考えた時、問題を解決するためには環境の中の電磁波や化学物質は減らさなくてはいけません。このままでは、発症者が増加し、同じように苦しむ人が増える可能性が非常に高いのです。とくに、環境因子の影響を受けやすい子どもたちへの影響が心配です。電磁波過敏症になって症状を伝えても、親や周囲が理解できず、心にも傷を負った子どももいます。

発達障害の増加は電磁波や化学物質が影響しているという見解もありますし、これらを避けたら症状が改善した発達障害の子どももいます。携帯電話や無線LAN、家電製品などは、私たちの生活を便利にしましたが、同時に健康にも影響を与えています。

福島原発の事故によって、私たちの暮らしそのものが見直され、問われています。電磁波についても過剰な便利さを追求するのではなく、子どもたちの健康を守り、安心して暮らせる社会をめざすべきだと思います。

2　電磁波過敏症の一家の闘い――塩田さん家族の経験

長野から東京まで二二〇キロをピースウォーク

二〇一〇年年八月、電磁波過敏症の塩田永さん（五一歳）、三枝子さん（五一歳）夫妻は、自宅周辺

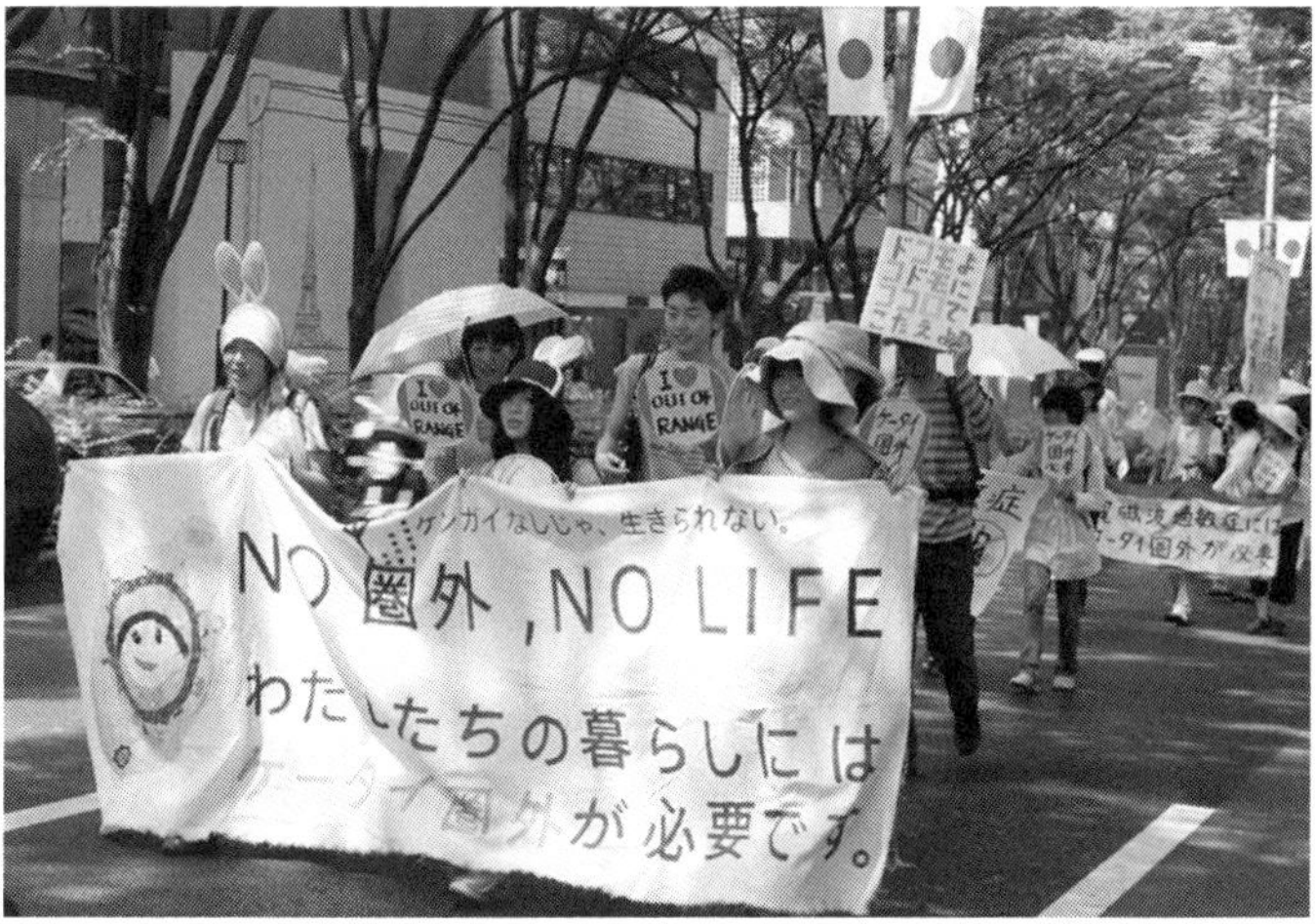
NO 圏外 ,NO LIFE
わた したちの暮らしには
が必要です。
I OUT OF RANGE
ケータイ圏外を求め、都内をウォークする参加者たち（2011.8.23）

を携帯電話の圏外にするよう求めて、自宅のある長野から東京のドコモ本社まで約二二〇ｋｍを歩く、ピースウォークを敢行しました。塩田さん夫妻が病気を推してウォークを決意したのは、自宅側にドコモ基地局がたったためです。

　塩田家が基地局問題に関わるようになったのは、一九九九年にさかのぼります。この年、長野県高遠町の塩田さんの家から約二五〇ｍ先にＮＴＴドコモの基地局が建ってから、頭痛やめまい、嘔吐、皮膚のかゆみ、脱毛、視力低下など、さまざまな症状が家族全員に現れ、三枝子さんは第三子を流産しました。

　また周辺では、植物の茎が異常に太くなる帯化現象がタンポポやスイセン、フキノトウなどに現れるようになりました（『週刊金曜日』二〇〇四年七月二日号で紹介）。

　自宅を離れると症状が消えるものの、家に戻ると症状が再発することがわかり、二〇〇四年七月に電磁波の少ない場所を探して、約二三〇〇万円かけて家を新築し、移り住みました。その後、一家の症状はしだいに回復していきました。

夫の永さんは、目の奥の痛み、頭痛、動悸、吐き気、頭部から首にかけての湿疹などに悩まされていましたが、転居後は湿疹が消え、電磁波の多い市街地へ行くと症状がぶり返すものの、家にいれば健康に過ごせるようになりました。

妻の三枝子さんは体全体のしびれ、イライラ、不安感、うつ状態になりやすかったのに、症状が無くなり、精神的にも安定してきました。

長男の素也さん（当時一二歳）は、足に湿疹やイボができたり、かゆみや不快感を訴えていましたが、これらの症状から解放されました。

最も症状が多かった長女の実杜さん（当時七歳）は、転居前はイライラやかゆみ、視力低下、アトピー性皮膚炎を発症し、集中力がなくなりました。聴力があるのに言われたことがわからなくなったり、聞き間違えたりする聴覚性ＬＤ（学習障害）と診断されました。まだ七歳なのに、無気力になって「何もかも嫌になった、楽しいことなんか何もない」と言うようになり、不登校気味になりました。

しかし、転居後は笑顔が増え、学校を休まなくなって、担任の先生に「（転居した）七月以降は体調がよく、信じられないくらい変わった」と言われたそうです。

とくに変わったのは視力でした。転居前は、心因性視覚障害、遠視性乱視、弱視と地元の眼科医に診断されていました。メガネをかけることになり、一年ほど通院していましたが、視力は低下する一方でした。

学校の視力検査ではメガネをかけてもC判定（左〇・三、右〇・四）でしたが、転居から二カ月後の検査では右裸眼でB判定、左裸眼がC判定で、メガネをかけるとそれぞれA判定とB判定になりました。三枝子さんが、ある神経眼科医にこの結果を知らせるたところ、「心因性視覚障害が解消されたということですね、心因性は器官的な問題はないので、外的ストレスの影響が考えられます。転居して、電磁波という外的ストレスが軽減された結果では」と言われたそうです。医師に勧められた鍼治療の効果もあってか、二年後にはメガネが不要になり、転居から四年後の検査では両眼とも一・五に上がっていました。

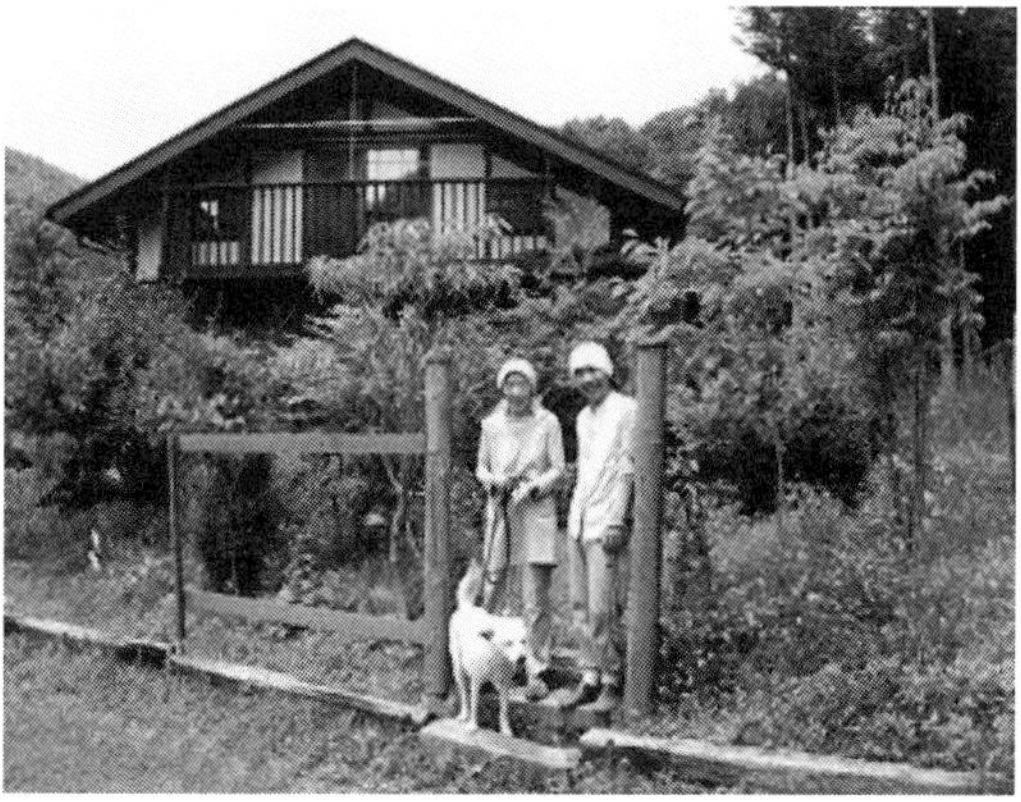

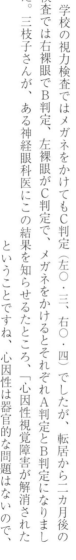

電磁波の少ない過疎地に家を建てて転居した塩田さん。ここも携帯電話の圏内になってしまった。

　塩田さん夫妻は、電磁波過敏症で苦しんでいる住民がいることを知らせ、基地局が突然建設される現状を変えようと、町や県にも働きかけました。

　二〇〇五年には田中康夫長野県知事（当時）に会って、携帯電話基地局の建設を規制する行政指導をするよう訴えました。その結果、長野県は携帯電話事業者に対し、住民への事前説明と合意形成を求める文書を送っています。

　しかし、この要望には強制力がなく、基地局は小学校や保育園の側でも住民説明や合意形成がないまま建ち続けました。ついに二〇〇六年六月には、素也さんや実杜さんの通学路沿いにある市有地でＫＤＤＩ基地局の建設工事が始まりました。塩田さんをはじめ保護者らは、移設を要望していましたが、ＫＤＤＩは伊那市に対し「地域の代表者に説明して了承を得た」という虚偽の報告をしていました。基地局が完成したのは七月四日で、住民説明会が開催されたのはその翌日でした。

基地局稼働後、行政の担当者は通学時のバスに、電磁波を遮蔽するシールドクロスの設置を認めるよう、関係部署へ働きかけてくれましたが、なかなか実現しません。そのため、塩田さんは自家用車にシールドクロスを設置して送迎するようになり、素也さんは「皆と一緒に通学したい」という願いを果たせないまま、中学校を卒業することになりました。その後、三枝子さんのお母さんがガンで入院することになったため、学校への送迎が難しくなり、実杜さんは小学校を休みがちになりました。シールドクロスの設置が認められたのは、素也さんの中学卒業から一年以上たった二〇〇八年一〇月のことでした。

その後、塩田さん一家は電磁波や化学物質の少ない環境を活かした新しい計画をたて始めました。素也さんは中学卒業後、美術系の専門学校に進学し、二〇一一年の卒業後は自宅側に工房を建て、化学物質過敏症の人でも使えるような、できるだけ安全な家具を製作するつもりでした。

一方、塩田さん夫妻は、石窯焼きのパンをつくる傍ら、一〇年以上前から地元のＮＰＯの依頼で、小中学生を対象にした自然体験をサポートしていて、森や川での遊び、屋外でのパン焼き体験などを提供していましたが、同年春から独自に、「ケータイ圏外でのパン焼きと自然体験」を提供していこうと計画していました。日常とは違う、電磁波のない空間で、五感を活かして過ごす感覚を味わってほしいと考えたからです。こうして、ようやく生活が落ち着いてきたと思った矢先、新たにドコモ基地局の建設が計画されていることがわかったのです。

ドコモと行政の不誠実な対応

高遠町地域協議会（注：市町村合併後、旧市町村の区域ごとに設けられた行政機関）が二〇一〇年二月に発行した「地域協議会だより」によると、協議会は、高遠町荊口地区と宮沢地区は携帯電話の電波が届かないので、基地局を設置するよう事業者に要請した、と報告されています。そこには「過去に電磁波被害を理由にアンテナ建設の反対運動が起き、建設中止となったケースがある。そうしたことがないよう地区として要請運動等の対応をしていただきたい」という伊那市の回答があったことも記されていました。塩田さん夫妻は、前述のように伊那市や長野県に何度も要請を行なってきました。この「地域協議会だより」からは、塩田さんの病状やこれまでの訴えをよく知っているにもかかわらず、行政が基地局の設置を事業者に要請していることが伺えます。

荊口地区は塩田さんが住んでいる集落です。永さんは、自宅から五〇〇m以内を圏外にし、自宅周辺に電波が届かないようドコモに求める要請署名を集め、二〇一〇年六月に行なわれた説明会でドコモにその旨を要請しました。五〇〇mとは自然体験のために借りている土地、畑、移動経路などを考えると最低限必要な範囲です。

ドコモの説明会には、今回の基地局とは関係のないサービスエリア外の賛成派住民が多数動員されていました。一方、基地局設置場所に最も近い集落の住民は約七割が移転を求めていましたが、これらの住民には説明会の案内が届きませんでした。会場入り口で賛成派と反対派に分けられていて、過敏症になって電磁波のある環境では働けなくなり、一年ほど前から塩田家へ仕事を手伝いにきていた女性が、他地域に住んでいることを理由に会場へ入れてもらえませんでした。

説明会で三枝子さんが、電磁波の安全性が確立していないことを訴えると、嘲笑され罵声もとんだそうです。それでも、要請署名が多数集まっていることをドコモ側に伝えると、説明会に参加していた伊那市の担当者もドコモの担当者も、「塩田さんの家はサービスエリア外なので電波は届かない」と言いましたが、文書での確約はもらえませんでした。

確実に圏外を維持するため、長女の実杜さん（当時一三歳）が要請文を書いて（次ページ写真）、新たに署名を集め、ドコモの社長と同社コンプライアンス推進委員会宛に提出することにしました。

コンプライアンスとは、たんに法律を守るだけでなく、その背景にある倫理観に従い、社会の一員として社会的責任も果たすことを企業が自らに課し、その指針を定めたものです。ドコモのコンプライアンス指針には「私たちはあらゆる法規とその精神を順守し、高い倫理観を持って行動します（第一条）」、「私たちは国内外の幅広いステークホルダー（利害関係者のこと）に、企業情報を適時・適格に開示し、透明性を高めます（第五条）」とあります。

このコンプライアンス指針に基づけば、現在の法律で基地局の設置が規制されていないとしても、「高い倫理観」に基づいて「ステークホルダー」である塩田さん一家に対して適切な対応と情報公開が

(株)NTTドコモ代表取締役社長　様
「コンプライアンス推進委員会」委員長　様
(株)NTTドコモ社員の皆　様

要請者　塩田実杜
住所　長野県伊那市高遠町荊口[redacted]

私の通学路のそばにケータイ基地局を
建てないで下さい

伊那市高遠町荊口地区内両日向地籍

[要請事由]

1999年私たちの家から300mくらいの山にケータイ電話基地局が建ち、タンポポの奇形が出ました。はじめは面白がっていたのですが、体にも異常が出始め、お母さんは流産してしまいました。私はお腹の中がかゆくて拳で叩きながら泣き叫ぶ事が度々ありました。お父さんは月に何回か眼痛、頭痛、嘔吐などで寝こんでしまいました。楽しみにしていた修学旅行も東京タワーになってしまい参加できませんでした。私は心身ともに不安定になり学校へも行けなくなりました。
2005年世界保健機関WHOは「電磁過敏症」を公式認定しましたが世界中の症例が私達と同じでした。
私は遠視、遠視性乱視、心因性視覚障害弱視で右0.4左0.3まで落ちてしまいました。FOMA(第三世代)アンテナが新たにつくと家族全員の体調も急に悪くなり、ケータイ電話の通じない圏外の山の中に引越しました。
すると電磁波という外的ストレスが軽減されたのか心因性視覚障害が治りました。その後電磁波をカットする布を車内につけたり、はり、漢方治療をすると視力は両眼1.5に回復し、やっと普通の生活に戻れる兆しが見えてきました。

ところが今度は私の通学路のそばにケータイ基地局が建とうとしています。そこは子ども達のますつかみ大会など川遊びができる場所のそばです。WHOは学校遊び場近くに設置する際には特に配慮するようよびかけています。でも(株)NTTドコモ担当の方は法的な問題が無ければ着工を進めると言っています。

「子どもの権利条約」では以下のことがもっとも重要だとしています。
・子どもの心と身体の成長に害を与えるようなものから子どもを守ること(保護)
・子どもが不安をおぼえずに生活できる環境をととのえること(条件整備)
・子どもの声が受け入れられ、一緒に考えてもらえるような関係を大人と子どもの間に築くこと(人間関係)

私は電磁波で体調を崩すので、通学路のそばにケータイ基地局が建つととても不安です。
(株)NTTドコモの皆様の誠実なる対応に期待しております。

されるべきです。

七月五日、三枝子さんと実杜さんはドコモ本社を訪れ、要請署名を手渡しました。しかし、八日後の七月一三日には基地局が設置され、二六日からは電波の送受信が開始されました。すると以前は、朝になるとすっきりと目覚めたのに、基地局稼働後は頭も身体も重く、永さんは頻繁に倒れるようになりました。

塩田さん夫妻が確認したところ、コンプライアンス推進委員会宛の要請署名は無線アクセスネットワーク部の担当者から総務部へ回された後、再び担当者の手元へ戻っており、コンプライアンス推進委員会へは届いていませんでした。その理由について、ドコモからの説明はありません。今まで「圏外になる」と請け合っていた伊那市の担当者は最近になって、「あれは自分の誤解だった」と謝罪してきたそうです。

電磁波を浴びながらウォークを敢行

電磁波過敏症になった子どもたちのために、安全な空間を確保したいと考えた塩田さん夫妻は、ドコモのコンプライアンス推進委員会が要請署名を受理するよう訴えるために、そして自宅周辺のケータイ圏外を取り戻すために、長野から東京までピースウォークをする決意をしました。

ウォークが始まったのは夏の盛りの八月一二日でした。この猛暑の中を歩くのは体への負担が大きいので、早朝四時頃に出発し昼過ぎには終了する、ゆっくりしたペースで約一〇日間かけて東京へ向かいました。ウォークの模様は連日、ホームページ（http://homepage3.nifty.com/vocemf/link54.html）で紹介されたほか、ＹｏｕＴｕｂｅでは動画も配信され、（http://www.youtube.com/watch?v=7NFZ7pVaBmg）国内外から賛同の声が多数寄せられました。

三枝子さんは高圧線や基地局がある場所では気分が悪くなったり、腹部が痛むこともあったそうです。八月一四日には山梨県で交流会を開き、普段は携帯電話を使っている参加者に、電磁波過敏症や基地局の問題について話しました。「このままいけば日本中が圏内になり、健康を蝕まれる人が増えていくばかり」、「みんなが『電磁波は無害ではない』ことを知り、そのことが広まることによってしか、状況は変えていけない」という感想が参加者からは寄せられました。化学物質過敏症を発症した一二歳の男の子は、「今日のような語り合いを通して僕は、見えない電磁波や、化学物質過敏症で苦しむ子どもたちに〝あきらめないでほしいこと〟と、〝気持ちをわかってもらえる大人たちが必ずどこかにいる〟ということを知ってもらいたいです」と感想を書いてくれました。

塩田さん夫妻はその後、笹子峠や高尾山を越えて、東京へ入りました。ウォークの参加呼びかけに応えて、一緒に歩いてくれる化学物質過敏症や電磁波過敏症の患者、電磁波問題の市民団体の代表や関係者、携帯電話基地局の反対運動に取り組む住民らが、最寄りのコースで入れ替わり立ち代わり参加し、一緒にウォークを楽しみました。

八月二二日、週末の原宿の雑踏を歩いていた永さんは、体調が悪化して光過敏の症状が現れました。人工的な光だけでなく自然の光にも反応し、目を開けていられなくなったのです。原宿から宿泊先へ移動する際も、バンダナで目を覆って三枝子さんに手を引かれ、比較的空いている女性専用車両に乗りました。「この人、電磁波過敏症なので携帯電話を切ってください」と三枝子さんが呼びかけると、周囲の乗客が協力してくれたそうです。

翌二三日の最終日、体調が危ぶまれていた永さんも何とか回復し、約四〇人の参加者と一緒にウォークをしました。参加者は「NO圏外、NO　LIFE　わたしたちの暮らしにはケータイ圏外が必要です」「ドコモよ　コドモに　ココロで　こたえよ」と書かれた横断幕や、メッセージを書いた団扇を持ったり、歌を歌ったり、それぞれがアピールしながら歩きました。

この日は、塩田さんの基地局問題をきっかけに結成された「伊那谷の環境と健康を守る会」のメンバー七人と実杜さんも長野から駆けつけ、ウォークに参加しました。会のメンバーも塩田家の三人と一緒に、ドコモとの交渉に臨むつもりでしたが、ドコモは家族以外に会のメンバー一人しか同席を認めないと主張しました。

塩田さんはドコモの問題点として「一般の人を受け入れるコンプライアンス窓口がないこと」、「ドコモコンプライアンス推進委員会に要望書が届いたのは、基地局稼働後だったこと」、「ドコモが『塩田家はサービスエリア外だ』と説明したため、伊那市や地域住民が『塩田家に電波は届かない』と誤解し、基地局が建ったこと」などをあげています。

筆者がドコモに確認したところ「コンプライアンス相談窓口は、系列会社や取引先など内部向けのもの。一般の方の相談はお客様相談窓口」になると言います。「担当部署と連携の上、対応する」そうですが、塩田さんは、稼働前も稼働後もこの要請署名に対する回答を受け取っていません。

コンプライアンス指針では、幅広いステークホルダーに対する情報公開や透明性を謳っていますが、実際には「窓口が違う」といったきわめて内部的な理由で住民の声を無視し、要望に対する回答も行なわないというように、倫理に背く行動をしているのです。電磁波過敏症なので圏外にしてほしいという、健康に生きるために最低限必要な住民の要求を無視したことも問題ですが、このような誠意のない対応もコンプライアンス違反といえます。

二〇一〇年一一月、国際標準化機構（ＩＳＯ）が発行した「ＩＳＯ２６０００」では、企業を含めたあらゆる組織の社会的責任について指針を示しています。地域住民もステークホルダーに含まれます。さらに、組織の活動で環境汚染が発生した場合、環境影響に責任を追う「環境責任」、対策費用を負担する「汚染者負担原則」、取り返しのつかない被害を未然に防ぐ「予防的アプローチ」、発生するリスクや影響を評価し軽減する「環境リスクマネージメント」を尊重するよう示しています。しかも、環境汚染因子として、化学物質や騒音と並んで「電磁波、放射線」も明記されているのです。「ドコモはコンプライアンス推進委員会が受け取るような形だけ用意しますが、その精神や誠意は伴っていません。何よりも内部監査が機能されていないことを知り、落胆しました」。

「私たちは、二二〇キロメートル歩いた末、何ら変わらぬドコモの不誠実と再び出会いました。同時に皆さんとの出会いの一つ一つにウォークの手応えを強く感じました」「人間として人とつながり、自分の道を自分の足で歩く多くの人と出会えて、私たちは幸せです」と三枝子さんは、ウォーク中に記した日記に記しています。

ウォークは終わりましたが、活動はまだ続いています。伊那谷の環境と健康を守る会では、その後も、ドコモ基地局を撤去するよう求める抗議文を七月下旬と一〇月にドコモに送り、「科学的根拠が十分でないという理由で、現に『電磁過敏症』に苦しみ、将来の生活・営業計画に大きな支障を抱えている一家を見殺しにする権利は何人にもないはずです」と訴えています。

三枝子さんの思い

三枝子さんは実杜さんと一緒にドコモへ要請文を渡した前日の二〇一〇年七月四日、鎌倉市で開催された携帯電話基地局問題のシンポジウムに参加し、基地局による健康被害の状況と自らの流産、転居先にも新たな基地局が建って稼働しようとしている状況を伝える詩を発表しました。

「体内に生まれたその子は
命の芽を摘み取られた
母の私も知らぬ間に
歓びも無く　悲しみも無く
駆け込んだ病院の
トイレの汚物受け皿でその子の一生は、終わった
誕生の歓びも　臨終の悲しみもなく」

（塩田三枝子作「聖なる空間」より抜粋）

母として我が子を失った悲しみはいかばかりでしょう。三枝子さんの流産と、携帯電話電磁波との因果関係を立証するのは困難でしょうが、第二章でも紹介しているように、電磁波への被曝が胎児や精子に影響を与えるという研究結果が多数報告されています。

この大きな悲しみと子どもたちへの想いが、三枝子さんの原動力になっているのでしょう。安全な環境を確保するだけでなく、過敏症であっても生きていける社会的な認知と合理的な配慮が早急に必要です。何よりも、子を失う母親をこれ以上増やしてはいけません。

ウォークが終わって初めての春、塩田家の子どもたちは、自分たちで工房を作り始めました。「一

緒にピースウォークをしてくれた大工さんや建築士さんが、協力してくれています。携帯電話に依存しない私たちの生き方に共感して、若者三人が隣に引っ越してきました」と三枝子さんは言います。「圏外を取り戻す働きかけは、これからも続けていきます」。

3 働きながら過敏症から回復――佐藤祐子さんの経験

佐藤祐子さん（仮名、六二歳）は、新潟県内のある高校で化学教師として一九八三年から二〇〇八年三月に定年を迎えるまで働いていました。化学物質過敏症の症状が現れ始めたのは一九九三年、四五歳の頃でした。九三年から九七年にかけて、徐々に体調が悪化し、地元の眼科や耳鼻科、そして東京の北里研究所病院で化学物質過敏症と診断されることになりました。

一〇年以上無遅刻無欠勤で、校長先生にも「先生ほど丈夫な人はいない」と言われた佐藤さんですが、化学物質過敏症を発症した原因は三つあると考えています。

一つはホルムアルデヒドを一五年間、ほぼ毎日のように吸い続けてきたこと、もう一つは長年にわたって実験などで使う化学物質に曝されてきたこと、最後に、自宅の環境を改善しようとして行った内装工事がうまくいかなかったことです。

それでも、佐藤さんは定年まで仕事を続けることができました。どのような対処をしたのでしょうか。

ホルマリン・化学実験の影響

佐藤さんをはじめ、理科の教師が詰める準備室では、生物の先生がホルマリン（ホルムアルデヒド溶液）を使って日常的に標本を作っていて、室内にはホルマリンの一斗缶が二個置いてあったそうです。佐藤さんは二〇〇一年に北里研究所病院で化学物質過敏症と診断され、「ホルムアルデヒドが一番の原因でしょう」と言われました。

佐藤さんが生物の先生に病状を伝えると、標本やホルマリンを生物室の方へ移してくれたそうです。「今思えば、その先生は人に先駆けて風邪を引くようになっていたし、やはり体には良くないのでしょう」と佐藤さんは考えています。

発症の原因としては、化学の実験などで日常的に化学物質に触れてきた影響もあったようです。生徒にとっては一回限りの実験でも、教師は何十回と繰り返すことになるのです。しかも、学校が開設されて三年間は二週間に一回くらいのペースで実験していたと言います。「実験をやった後は、一週間くらい食べ物がおいしくなかった。それが発症の下地になっている」と佐藤さんは考えています。

さらに、化学物質過敏症の症状が重くなってきた九六年頃、学校がテレビで紹介されることになり、化学実験の取材を受けることが決まりました。そのため、一人でせっせと試薬を作ったのですが、作っていたのは硝酸銀水溶液でした。これは、ある程度の濃度のものを眼に入れると失明する可能性のある危険な物質でした。

眼には入らなかったものの、揮発した化学物質の影響を受けたせいか、翌日に左目の調子がおかしくなり、病院で「中心性漿液性脈絡網膜症」と診断されました。これは網膜の裏にある脈絡膜から血漿が漏れて網膜が剝離する病気です。佐藤さんは今も左眼の中心が見えません。

実験によって化学物質に曝されていることに気がついてからは、校長先生に話して実験をビデオに替えました。

内装工事のトラブル

地元の医師から、「原因として学校の仕事が第一に考えられるし、学校の環境を変えることができないなら、自宅のことを考えなさい」と指導されたこともあり、佐藤さんは内装を換えることにしました。自宅は土壁の日本家屋ですが、増築した部分には一般的な建材を使っていたので、そこを直そうとしたのです。

「無垢の木を使って、何も処理をしないものを」と、塗料にはドイツのリボス社の商品を指定したのですが、当時はまだ化学物質の健康影響について十分に理解されていなかったせいか、指定外の塗料やボンドなどが使われてしまいました。

二〜三日ほど家をベイクアウト（室温を上げて化学物質を揮発させ、換気をすることで濃度を下げる方法）してみましたが、揮発性有機化合物の濃度は基準値の約一〇倍あったため、改築した部分は全て解体して更地にし、有機野菜を育てることにしました。

「うちの夫は偉かったですよ。家にかけたお金も捨て、もともとの家（増築部分）も解体除去処分。思い切ったけれど、いつまでもしがみついていないで良かったと思う」と佐藤さんは振り返ります。

佐藤さんは近くの温泉へ行き、温泉や山登りで汗を流すことにしました。「他の人が、私の大好きなスキーをしているのを横目で見ながら、隣の山にリュックを背負って、番茶と梅干しを持って登ったんですよ。だるかったけど、自分でやったことだから自分で治すしかない」と考えたからです。

もともと山歩きが好きだったこともありますが、友人がインターネットで汗を流すといいこと、食事のことなどを調べて、教えてくれたこともあるそうです。「何十人という方に助けていただいて私は今、ここにいるんです」と佐藤さんは言います。

体が弱くて食生活に気をつけている友人が、食事についてアドバイスをしてくれて、お米は彼女の友人の二五年間無農薬有機栽培をしている人から購入するようになりました。

「野菜も送ってくださるけど、密度が濃い感じで、市販のものとは違いますね。やっぱり、そういう生命力のある食べ物をいただくということが大切だと思います。農薬によって生命力も殺されるんじゃないでしょうかね。お米だって一粒の命をいただいているわけですから」。

働きながらの治療

そんな状態でも佐藤さんは、学校を全く休みませんでした。北里研究所病院で化学物質過敏症と診断された後、校長へ病名を伝え「しんどいから休職っていうのはどうでしょうか」と聞いたら、「それはしないでください。しんどくなったら保健室に行って寝ていてもいいし、好きなようにしていいから、とにかく学校へ来てください」と言われたそうです。

医師のアドバイスもあって、佐藤さんは積極的に窓を開けて換気をするように心がけました。それまでは、準備室の一番奥に机があったのですが、空気の流れが悪かったので、風通しのよい窓際に机を移動させました。

その当時は、廊下で同僚と立ち話をしていても二～三分で辛くなり、壁に寄りかかって返事をするほどでしたが、他の先生もずいぶん助けてくれたと言います。

毎日、学校に行って授業をして体が辛い時、生徒にプリントを配って、「みんなごめんね、今日はちょっとしんどいから」といって、問題を解かせたこともあります。「一番面倒くさそうな問題は私が解説する。それはちゃんと、何も見ないで頭から出てくるのよ、他のことはできないくせに」と笑います。

佐藤さんは、教科書を見ないで、黒板で計算しながら授業を進めていましたが、「化学は簡単な数学しか使わないのに、パパッとひらめかない時」は、生徒に計算をさせました。「連中のほうが計算は早いわけ。私は、理論的なのは間違いなく出て来るから、単純計算の部分が怪しくなったら生徒に聞いて、もう一人に『同じ?』って確認して」いたそうです。

夏休みや冬休みなどの長期休暇に入ると温泉へ行って、黙々と温泉に入って症状の改善に努めました。結局、保健室で寝かせてもらったのはたった一日で、後は授業に穴をあけなかったというのですから、たいしたものです。

「ただね、夫が『お前は北里へ行った頃から一週間くらい、意識があるか』と言うんですよ。『家に来て何をしていたか覚えているか』と。覚えてないの。六時三〇分頃家に帰って、そのまま翌日まで寝ていたみたい」。

「夫は私が食べられる物を一生懸命作って。あの頃は一番ひどかった頃だから、鍋もダメだったの。ブタンガスでやるじゃない。あの臭いでもう倒れちゃった。夫が『せめて湯豆腐でも』と思っても鍋ができないわけ。だから二階で鍋をつくって二階へ持っていかないといけない」。

そんな佐藤さんが、回復を実感したのは二〇〇二年の夏を過ぎてからでした。この夏にお母様を亡くし、「具合が悪くなってずっと旅行をしなかったのに、初めての旅行が母の弔いの旅だったから、良くなった時期ははっきり覚えている」と言います。

電磁波過敏症の発症

積極的に症状の改善に努めるようになってから一～二年で、体調はどんどん良くなっていきましたが、今度は電磁波過敏症の症状が現れてきました。

例えば電話の受話器を持っていると手がしびれ、子機はいっそう強く症状が現れました。子どものことで長電話をかけてくる保護者が何人かいましたが、電磁波過敏症を自覚する前は、時間がないので入浴しながら子機で対応することもありました。

親機から子機へ電波で音声信号を送受信をしていますから、子機つきの電話はどうしても被曝量が増えます。例えば、デジタル式コードレス電話の周波数は二・四GHzで、第三世代携帯電話（二GHz）とほぼ同じです。コードレス電話を一〇年以上使うと、脳腫瘍のリスクが四・七倍高くなるという研究もあります。

パソコンも長時間使っていました。パソコンを使いすぎて目が疲れると、黒板の白いチョークがピンクに見えることもありました。「毎晩、『あら、ピンクねぇ』なんて言って。やはりワーカホリックでしたね」。

携帯電話にも反応するようになり、周りの人が携帯電話を持っていると頭が痛くなりました。そこで、生徒や保護者にも症状を説明し、協力を求めました。それまでも原則として、携帯電話を学校に持ってきてはいけないことになっていましたが、こっそり隠れて持ってきて、マナーモードにしている生徒もいたのだそうです。

二〇〇五年には、化学の教員の部屋から、教員が三〇人くらいいる大部屋へ移ることになりした。そこが常駐の場所になって、実験がある時だけ一階の化学教員の部屋へ降りることになり、机を二つ持つことになったのです。

ほとんどの先生が携帯電話を持っていて、授業に出る時はマナーモードにして机の上に置いて行きました。「大勢先生がいる時には、それほど頭が痛くならない。人間が吸うんですよ、本当に。部屋に四～五人しかいない時は、頭が痛くなりました。試しに、昼休みはどうなるか見てみることにしました。人が多い昼休みは平気なんです」。

そのうち、人数が少なくなったら一階の化学の教員の部屋へ移動し、大勢が集まる休み時間に大部屋に戻るなど、体がダメージを受けないよう、対処することができるようになりました。

しかし、大部屋の教員室は四階、化学の部屋は一階で、しかも、それぞれ校舎の端と端に位置しています。万年筆を忘れて取りに戻ったり、頻繁に階段を上り下りすることになり、万歩計をつけたら驚くほどの歩数が出たこともあるそうです。

とはいえ、そうした毎日の上り下りも、体を動かすことで代謝が高まり、結果として症状の改善に役立ったのかもしれません。

佐藤さんの場合、電話はスピーカーホンだとダメージが少ないのですが（個人差があり、スピーカーホンがきつい人もいます）、学校の電話はスピーカーホン機能がありませんでした。そこで、校長先生は佐藤さん専用の電話を引いてくれたそうです。

当時は電磁波過敏症が今よりももっと知られていなかったので、佐藤さんだけが特別待遇だと非難する教員もいたそうですが、最近になって病気が知られるようになり、「先生は大変だったのね」と言ってくれる人も増えたそうです。

他にも、コピー機にはなるべく近寄らないようにして、操作ボタンを推したら離れるなどの工夫を重ねました。

「コピー機も元気がなくなるのでいやでしたね。まわりの教員にも『コピーからはオゾンが出るのよ、オゾンはたくさん浴びると有害よ』と話しました。そうすると意識して、コピー機の反対側の窓などを開ける教員が増えました。少しは人のためになったかなと思っています」。

学校の環境も改善

蛍光灯の電磁波を避けるため、教室の蛍光灯はなるべく消すようにしました。担任によっては天気がよくてもカーテンしめて蛍光灯をつけている人がいましたが、「私が『何でこんなに天気がよくて四階で景色がいいのに、カーテン閉めて蛍光灯をつけているのよ』っていうと『いやぁ、担任がそうやっている』。『そう、でも私は自然な光のほうが好き。どっちがいい？』とカーテンをパーッとあけると『こっちがいい』と。そんなこともしょっちゅうやっていました。だから文化祭の時の私の似顔絵は、白衣着て棒をもって『はい、窓あけて』って吹き出しが書いてあったほどです」。

窓を開ける時は、欄間の真ん中ではなく、前と後ろを開けると空気が循環すると二〜三回教えると、生徒達は自発的にやるようになったそうです。クーラーで体調を崩し、生理が狂う女の子もいたので、クーラーが入ると少し窓を開けるように気をつけていました。また、学校の除草剤の散布を止めさせ、合成洗剤も追放し、学校を「シャボン玉石けん」の会員にしました。

トイレでは塩酸や漂白剤を使ってカビをとっていたので、強く反対したそうです。すると理科の主任教員として文書を出すようにいわれたため、トイレで使われている化学物質とその健康リスクを示し、教員用の流しや生徒の手洗い場にある合成洗剤の手洗いソープについても健康や環境への影響を挙げ、文献を添えて提出しました。家庭科の先生にも協力してもらい、二年がかりで全て撤去することができたそうです。

その一年後には、除草剤の追放運動をしました。散布後に、生物や物理の先生も同時に皆、だるくなって机で寝てしまったことがあり、これは化学物質の影響だと実感しました。

それまでは業者が二〇～三〇万で請け負って、一年に一～二度、校庭の雑草を刈って、除草剤や殺虫剤を散布していましたが、「業者に払うことは無い。私が生徒を使って人海戦術でカイガラムシもとる。木が弱っていてグランドカバーも必要だから草を抜かないで」と説得しました。

その通りにしたら、木が元気になって野鳥もやってくるようになったそうです。当時は、化学物質過敏症になって間もない頃で、「何とかしなくては」と思っていたと言います。

「生徒は面白かったみたい。『先生、変わったことを言うなぁ』というから、『化学を教えることより、こういうことが大事なのよ』と答えていました」。

食べ物の話もずいぶん生徒や保護者にしたそうです。「砂糖を摂ると、小さな分子（ブドウ糖と果糖が一個ずつついた二分子）で入って来るから、すぐに分解されてエネルギーを出して血糖値はグッとあがるが、上がった分急激に下がってうつになる。気分の上り下がりが激しくなるんです」。

「でも、ご飯を食べると血糖値がゆるやかに上昇します。でんぷんは高分子なので、まず、胃のあたりまでで二分子に切れ、腸のところで一分子に切れてゆっくり吸収されて時間がかかる。だから、ご飯が良いのです。缶ジュース一つに砂糖がスプーンで一〇～二〇杯入っていても、冷やしてあるから甘みを感じない。だから、『家庭で煮物をするにも、砂糖は控えてください、ご飯を食べさせてください』って保護者会でも言うものだから『あの先生、何の先生？』って言われました」。

「その保護者会で、できれば白いご飯じゃなくて、五分づきでも、ミネラルやビタミンがあるものを食べさせると頭が良くなります、成績があがりますよ、っていうと親御さんはまじめに聞いている。そうすると、次の面談の時、『五分づきにしました』とか『今、家は胚芽米を食べています』って言う人が増えたんですよ」。

こういった食事の話は生徒にもしていたそうです。教科書の知識だけはなく、実生活に結びついた知恵を学ぶことができた子どもたちは幸せです。教え子の中には、環境系の学部に進学した生徒もいるそうです。

前向きな気持ちが回復のカギ

過敏症でも働きながら学校の環境を改善し、生徒たちに換気や食事の大切さを教える佐藤さんのバイタリティーには頭が下がります。「夫は、私が治った一番の理由は、こういう前向きな性分だと言っています。過去を振り返らない。楽しくしながら前へ前へ、です。苦しくても、楽しみの一つや二つはあるでしょう？　それに、伴侶の支えも大きいですね」。

過敏症で、何かできなくなったことがあったとしても「できなくなったのは皆、自分のせいなんです。世の中も悪いけど、その中で生きているのだから、そういう中でどうやって自分がやっていくか、また、自分のできるところから、どうやって人のためになれるのかを考えたほうがいい」。

佐藤さんは「化学物質過敏症を軽くするのは楽だけれど、電磁波過敏症を軽くするのは難しい」と感じています。「化学物質は臭いを感じて逃げられるけれど、電磁波は気がついたら曝露している」

からです。また、電磁波過敏症については「軽くなったというより、逃げるのが上手くなった」とも考えています。

身の回りの電磁波発生源に注意して、どんな状態で体調が悪化するかを知り、適切に避けることができれば症状は出ません。佐藤さんが職員室の人数と携帯電話の影響を観察したように、被曝状況を見極めることが重要だといえます。

佐藤さんは二〇〇七年に退職し、三月に最後の卒業生を見送った後、長野県の別荘地へご主人と一緒に引っ越しました。最後の生徒たちと一緒に韓国への修学旅行にも行くことができたそうです。過敏症でありながら、定年まで勤め上げたのは前向きな性格と努力、そして生徒や他の教員のためにも何とかしたいという熱意の賜物でしょう。過敏症は個人差が大きい病気ですが、佐藤さんの体験は、他の方の参考になるのではないかと思います。

4　発達障害と過敏症が改善――小山ゆみさんの経験

シックハウスから過敏症に

福岡市に住む小山ゆみさん（四七歳）は、二〇〇〇年に賃貸マンションに入居してシックハウスの被害に会いました。喉の乾きや咳、頭痛、発熱が続き、症状は日ごとに悪化していきました。その当時、息子の泰樹君は一歳四カ月でしたが、湿疹に悩まされ、光や臭い、音などに敏感に反応するようになりました。

入居したマンションは、使用した建材や接着剤にも問題があった上に、工期が遅れたために養生期間が不足し、十分に換気されていませんでした。しかも、手違いで消毒が短期間に二度も行なわれていたのです。市の生活環境課がホルムアルデヒドの簡易検査をしたところ、基準値の倍以上の数値が検出されました。

幼かった泰樹君の症状はとくに深刻で、四〇度台の高熱が一〇日ほど続き、湿疹は全身に広がり、目が開かなくなるほどの緑色の目やにがでるようになりました。近所の病院で風邪薬と抗生物質を処方されましたが、症状は悪化する一方で高熱も下がりませんでした。小山さんは関節や筋肉の痛み、思考力の低下、不眠、動悸などにも悩まされるようになりました。

二〇〇一年に北里研究所病院で、母子共に化学物質過敏症と診断され、泰樹君は「近い将来、発達上の問題が起きる可能性がある」と言われました。その際、化学物質過敏症も発達障害も中枢神経の障害で、共通点が多いとも説明されたそうです。小山さんは、当時、発達障害について知りませんでしたが、「教えてもらったおかげで、障害が現れた時、早い段階で対応することができた」と主治医に感謝しているそうです。さらに二〇〇六年には、二人とも化学物質過敏症のほかに、電磁波過敏症も発症しています。

そこで小山さん母子は、別なマンションに転居し、有害な化学物質を使わない建材でリフォームしました。さらに農薬や食品添加物を摂取しないよう食事には特に気を配り、化学物質を避けて生活しました。

主治医に勧められたビタミンCやEなどのサプリメントを摂取したり、低温サウナに入って汗を出し、体内の有害物質を排出するよう努めました。また、ホメオパシーや気功などの代替医療も利用しながら、体調の改善をめざしました。

ADHDを発症

やがて化学物質過敏症は次第に改善し、心身ともに少し余裕ができた頃、小山さんは泰樹君の行動に違和感を覚えることが多くなりました。「活発というには、あまりにも傍若無人」で、じっとしていることができず、とにかく動き回り、こだわりが強く、集団行動ができません。ちょっと目を離した隙に交通量の多い道路に飛び出していくこともあったので、外出時は子ども用のハーネスをつけることがあったほどです。

小児科・発達心理の専門医を受診すると注意欠陥多動性障害（ADHD）と診断されました。

さらに、泰樹君が六歳の時には、「高機能広汎性発達障害（アスペルガー症候群）」と診断されました。この障害は、知的な障害はないけれど、他人とのコミュニケーションが苦手だったり、特定のものに強いこだわりを持つ、などの特徴があります。

泰樹君は言葉を聞いて理解するのが苦手で、勘違いしたまま相手と関わろうとするので、コミュニケーションがうまくいかない、と評価されました。ただし、ひらがなを理解できたので、文字で伝えると混乱が少ないそうです。自分の想いを言葉にして伝えるのも苦手で、うまく伝わらないのでイライラして落ち着きがなくなる一方で、「目に見えるヒントがあると勘違いせず、落ち着いて取り組め」ることもわかりました。

その後小山さんは、九州大学の総合臨床心理センターで発達障害の子どもへのケアを指導されました。イラスト付きのカードを用意し、言葉だけでなく視覚的に情報を伝えるなどの治療教育を自宅でも行ないました。例えば、「ありがとう」という言葉には笑顔のイラストを、「かなしい」という言葉には、涙を流しているイラストを添え、視覚的に情報を伝えるよう心がけました。人を叩いてはいけないことを教えるために、人を叩いている絵の上にバツ印をつけたり、順番を待って並ぶことを教えるために、たくさんの子どもが並んでいるイラストを添えました。

発達障害と化学物質対策

生活環境から電磁波や化学物質を減らしつつ、前述したような治療教育を続けることで、泰樹君の問題行動は減少し、情緒も安定してきました。

初めて知能検査を受けた六歳の時、言語性ＩＱ（言葉の理解や表現力の知能指数）は六一、動作性ＩＱ（物の見分けや組み立てなど操作の知能指数）は八九、全ＩＱ（言語性と動作性を合わせた総合的なＩＱ）は六九でした。ちなみに、七〇未満だと、精神遅滞（知的障害）、九〇から一〇〇が平均、一三〇以上だと最優秀と判断されます。

二〇一〇年（一一歳）の検査では、言語性ＩＱが一一三、動作性ＩＱが一三八、全ＩＱが一二七と、ほぼ二倍になりました。知能検査（ＷＩＳＣ－Ⅲ）の結果もよくなっていきました。図12は二〇〇五年から二〇一〇年にかけての検査結果ですが、電磁波過敏症を発症した二〇〇六年に言語理解の点数が一時的に下がったものの、それ以降はおおむね点数が全体的に上がっています。なお、二〇〇九年に処理速度の点数が前年度より三九ポイント落ちていますが、二〇〇八年（小四当時）は学校の工事で化学物質に曝されており、その影響が出た可能性もあります。

家庭での治療教育の一方、泰樹君は六歳の頃から、前述した九州大学の総合臨床心理センターで、発達障害の子どもたちを支援する集団心理療法を六年間受けました。当初は、部屋から脱走するなどの唐突な行動や、他者とうまく関われないなど、集団適応に明らかな問題がありました。そこで他の子どもと協力するプログラムや、自己表現を他の子どもに受け入れてもらうプログラムなどを行ない、一二歳の時点では、他の人の表情を読みとるのはまだ苦手ですが、「唐突な行動と発言は軽減し」「集団適応の改善が見られる」「学年が上がるにつれ低学年の参加児童から頼りにされることも増え、本児自身兄のように関わることもある」と評価されました。

環境によって症状が悪化

このように知能検査結果は上昇し、学年が上がるごとに落ち着きを見せていった泰樹君ですが、

図 12　知能検査（WISC-Ⅲ）の結果

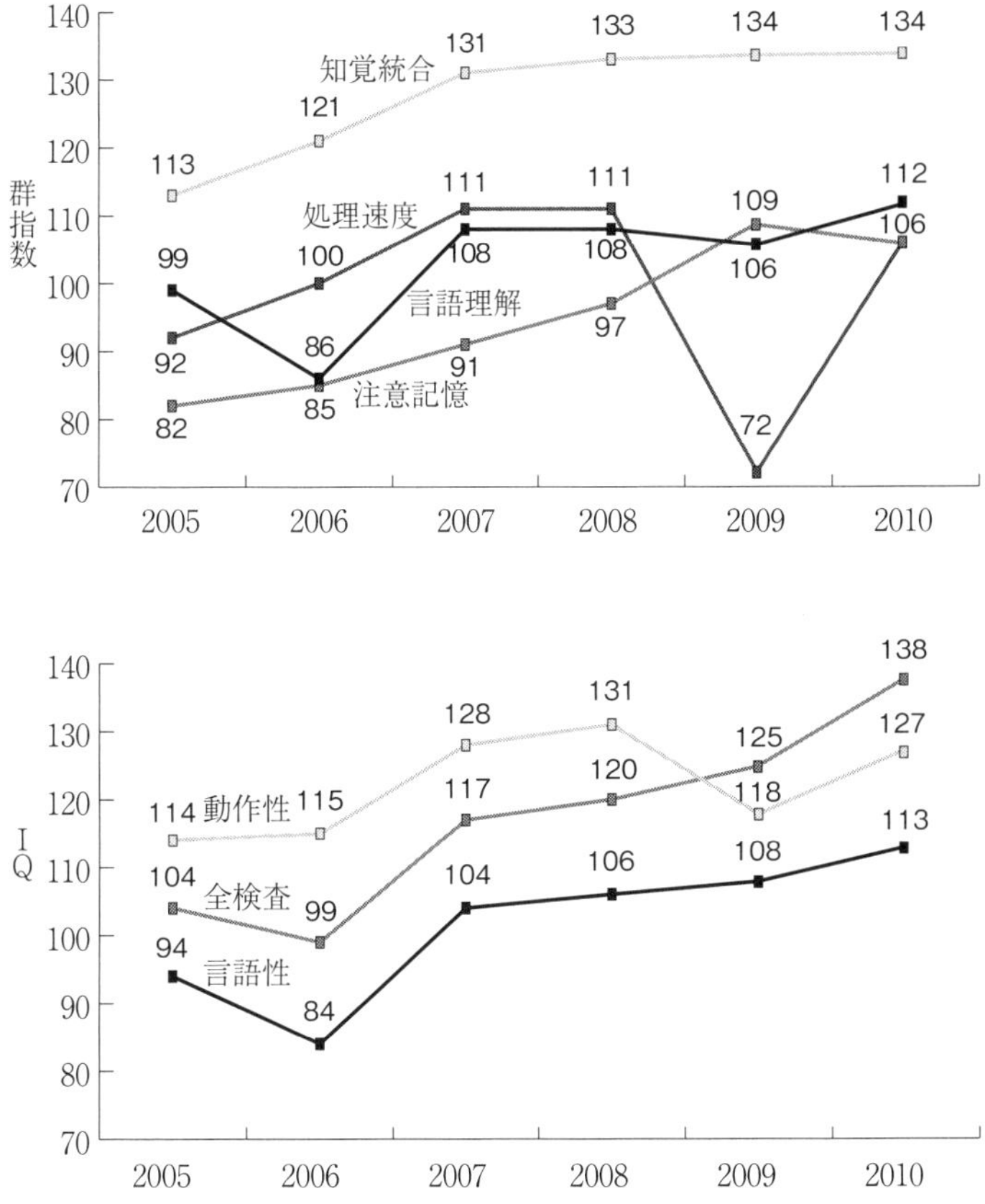

学校へ行くと症状は悪化しました。家ではノートの升目に沿ってきれいな文字を書いているのに、学校では判別できないような文字を書きます（写真参照）。

学校は教科書から揮発するインク、絵の具、他の子どもや教師の衣類に残った合成洗剤、化粧品や香水、床のワックスなど、さまざまな化学物質があふれています。

また、パソコン教室に入ると、手足が冷たくなって唇が紫色になります。電磁波に被曝した後は昼夜が逆転し、昼間でも異様な眠気を訴えます。携帯電話基地局の側や無線ＬＡＮなどがある電磁波の強い環境では湿疹がでたり、下痢をしたり、時間が経ってから四〇度台の高熱が出ることもあります。

ニンテンドーＤＳなどの通信機能のあるゲーム機を使うと、すぐに手が冷たくなるので、「ゲームは一回三〇分まで」と決めています。泰樹君本人も電磁波の影響をよく知っているので、友達が遊びにきた時に短時間遊ぶ程度で、「一週間に一〇分も使わない」そうです。

症状が改善してきたとはいえ、化学物質や電磁波に被曝すると、多動傾向が悪化し、イライラして感情のコントロールも上手くいかず、学習障害の傾向も強くなるそうです。

学校側はモンスターペアレント扱い

小山さんは、小学校や教育委員会に、校内で工事を行なう際は事前に知らせること、校庭などで農薬（殺虫剤や除草剤）を散布しないこと、泰樹君が使用する教室や運動室では在学中、ワックスをかけないこと、具合が悪くなっても保健室へ連れて行かないことなどを何度も申し入れてきたそうです。保健室の医薬品の臭いで、かえって症状が悪化する可能性があるからです。

　しかし、学校側は、化学物質のリスクを訴える小山さんを理解せず、何度もモンスターペアレント扱いされたそうです。

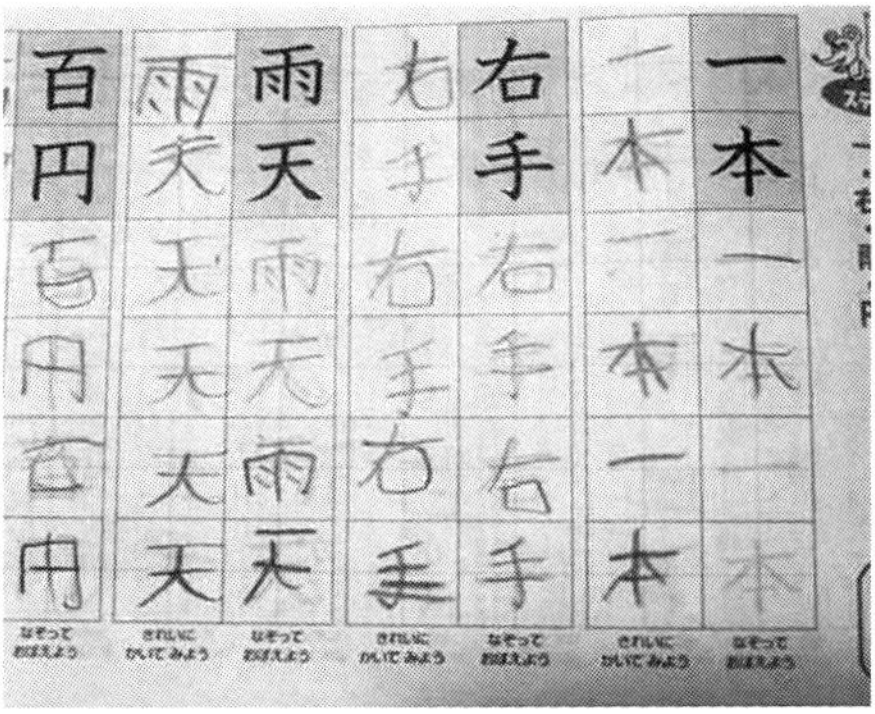

家で書いた文字

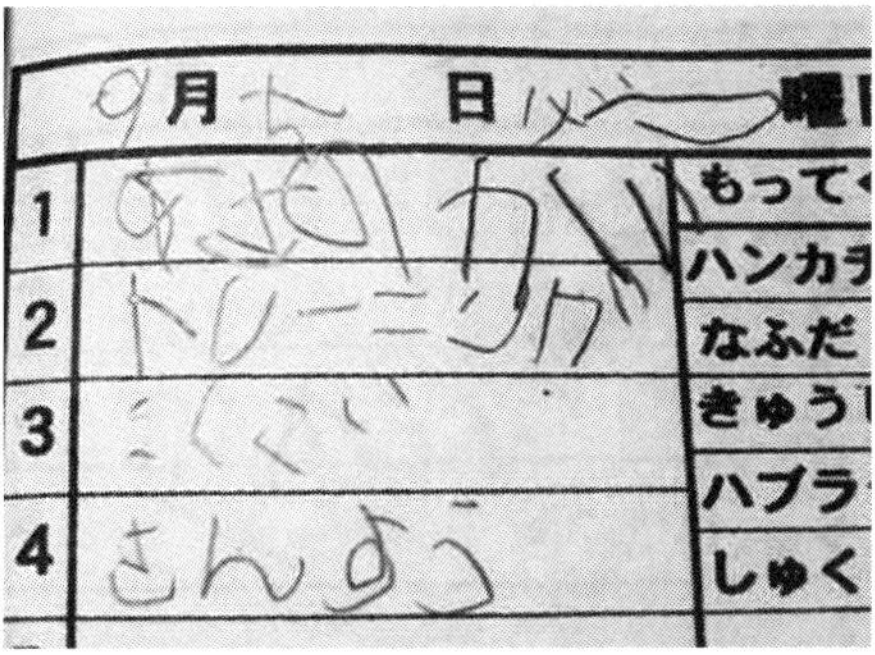

学校で書いた文字

　小学校四年生の時、学校側が連絡せずに工事を行なって泰樹君の体調が悪化し、通学できなくなったこともありました。小山さんは市と教育委員会へ過敏症で通学できない現状を訴え、泰樹君は訪問教育を受けられるようになりました。

　工事が終了した後、復学できると約束していた校長は転勤になり、新任の校長は泰樹君の復学を認めなかったそうです。幸い卒業まで訪問教育を受けることができましたが、級友と交流したり、学校行事に参加することもできないまま、二〇一一年春、卒業することになりました。「小学校六年間で通学できたのは三〇〇日程度」だそうです。

中学校へ進学し将来の夢も

小山さんは公立中学校では泰樹君にとって適切なケアが受けられないと考え、泰樹君を発達障害に理解があると聞いていた私立中学校へ進学させようと考えました。六年生の九月から進学塾にも通わせ勉強を続けさせたところ、過敏症の症状が改善してきたこともあって、成績がどんどん伸びたそうです。「四年生まで繰り下がり引き算ができなくて、一二引く五がわからなかったとは思えないほどの変化」で、母親である小山さんも驚いたと言います。

塾側は、泰樹君ができるだけ化学物質に曝されないよう配慮してくれました。また、塾内でのいじめに遭ったこともありますが、いじめを知った先生は、入試前の大変な時期にも関わらず、道徳の授業をしてくれたそうです。そうして志望校には無事に合格しましたが、受験前に病状を説明していたのですが、過敏症と発達障害であることを理由に入学を拒否されました。

現在、泰樹君は病気の子どもを支援する、福岡市内の特別支援学校へ通学しています。泰樹君のクラスは四人で、皆、何らかの病気を抱えています。国立病院の側にあるため、入院中の子どもも病院から通学してきます。教育だけでなく、病気に対する自己管理能力の育成もめざしているので、

「入学後のオリエンテーションでは、それぞれが自分の病気を報告した」そうです。例えば、重度の牛乳アレルギーのある子どもがいるとすれば、昼食の牛乳を飲んだ後は全員がうがいをして、牛乳の成分の混じった唾液がその子にかからないよう注意したりしています。泰樹君の場合には化学物質に曝されて体調を崩さないよう、なにか新しい活動をする前には、先生がこまめに小山さんへ連絡し、実施して良いかどうか確認を取ってくれるそうです。

泰樹君は「中学校は楽しい。将来は、僕みたいに困っている人を助ける大人になりたい」と言います。高校受験に向けて今も進学塾に通っていますが、この春から、特進クラスに編入されてしまったので「勉強が大変」だそうです。

小山さんは、「発達障害の子どもは世界的に増えていますが、発達障害児と化学物質過敏症の子どもには共通点がたくさんあります。環境改善によって、問題行動が改善できる場合も多いはずです。教育現場でこそ、環境医学と発達心理、特別支援教育を連携させることが重要」と考えています。

小山さんは子どもたちの健康を守りたいと考え、NPO団体VOICE・Labo（ボイス・らぼ）を設立しました。発症者の相談や電磁波測定を請け負うほか、過敏症や発達障害の相談に乗ったり、化学物質や電磁波の少ない安全な家作りのコーディネートなどを行ない、安全な社会環境を作ることをめざしています。

化学物質や電磁波の少ない環境は、発達障害や過敏症の子どもだけでなく、全ての子どもにとって望ましい環境のはずです。便利さや手軽さを理由に私たち大人が使っている電磁波や化学物質によって、子どもが体調を崩したり、障害の原因になっているとしたら、大変なことです。子どもたちの可能性の芽を摘まないためにも、家庭や学校だけでなく、子どもたちが関わるあらゆる場所で、殺虫剤やワックス、香料などの化学物質や電磁波を減らし、安全な環境をつくる必要があります。

5　化学物質の少ない環境で子どもを保育——木村洋子さんの経験

複合汚染で化学物質過敏症に

東京都に住む木村洋子さん（仮名、五〇歳）は、二〇〇四年に化学物質過敏症を発症しましたが、サウナや運動、食事療法などをした結果、一年ほどで大幅に回復しました。

発症の原因は、はっきりしていません。日曜大工が趣味でペンキやニス、ボンドなどを時々使っていたこと、自宅が交通量の多い道路に近く、汚染された大気を吸っていたことなど、長い期間に微量の化学物質に曝され続けた結果、発症したようです。

ある日、物置にペンキを塗った後で外出した際、周囲の住宅の洗濯物から漂う合成洗剤の臭いで、「鼻の粘膜がむけて合成洗剤をすり込まれるような」激しい痛みを感じ、周囲の勧めで北里研究所病院を受診しました。「大気汚染を含む複合汚染が原因ではないか」といわれ、化学物質過敏症と診断されたそうです。

木村さんは、二五歳から保育園で保育士として働き、その後自治体から委託を受けて、家庭福祉員として自宅で乳幼児の保育室を開設していました。家庭福祉員は、自治体によって「家庭的保育者」など名称が違いますが、通称「保育ママ」などと呼ばれ、仕事で忙しい保護者に代わって三歳未満の子どもを自宅で保育します。

発症当時も三人の乳児を預かり、他の保育士と一緒に保育していました。赤ちゃんが布おむつにおしっこをする度に漂白剤の臭いを感じたり、親が喫煙者の赤ちゃんを抱っこできなくなったり、図書館の本を読もうとすると目がチカチカして読めなくなったり、反応するものは日ごとに増えていき、症状も重くなっていきました。

化学物質過敏症と診断された後、自治体の保育課に「しばらく休ませてほしい」と伝えたのですが、預かっていた子ども達の預け先がなくなるため、他の保育士と一緒に保育するよう薦められたそうです。そこで、補助の保育士さんに支えられながら、仕事を続けることにしました。

当時、二人の保育士が交替で働いていましたが、自分たちの衣類を洗う洗剤も合成洗剤から石けんへ切り換えてくれ、思うように動けない彼女を公私にわたって助けてくれたそうです。保護者にも、「化学物質過敏症になったので、合成洗剤から石けんへ変えてください」と手紙を出しました。保護者も快く協力してくれたそうです。

発症した最初の年は、寝たり起きたりという状態でしたが、一年たつと子どもたちとの散歩には行けないものの、室内での保育をできるようになり、二年目には完全復帰したそうです。「高速道路の交通量の多い道を渡って、お散歩に行くこともできるようになっていた」と言います。

長年子どもを預けていた保護者の中には、木村さんの病状がよくなったのを見て、合成洗剤に戻している人もいたのですが、「何かおかしいな」とは思ったものの、なかなか気づかないほどの回復ぶりでした。

サウナとジョギングで体質改善

病院では、ビタミンBやビタミンCを摂ること、緑黄色野菜をたくさん食べること、運動して汗をかき、化学物質を排出することを薦められたそうです。料理はもともと好きだったので、野菜を多めにとる食事療法も積極的に行ないました。

木村さんは「自分が苦手な分野に回復のヒントがある」と考えています。もともと早寝早起きが苦手でしたが、症状が重かったころは「必死になって夜九時、一〇時には寝るようにしていた」そうです。排気ガスや人々の衣類から漂う合成洗剤や化粧品、タバコの煙が少ない朝の空気でなければ外気を吸えなかったからです。早寝早起きは、自律神経の乱れを整える効果があり、症状の改善に役立ったそうです。

体内に蓄積した重金属を排出するには、運動や入浴、サウナなどで汗をかくことが有効です。木村さんは、普段は運動をしていませんでしたが、汗をかくためウォーキングを始め、やがてジョギングをするようになりました。木村さんは子どもの頃から長風呂が嫌いだったのですが、家の風呂の蓋を改造して、自家製のサウナを作りました。風呂の木製の蓋を糸鋸で切って、頭を出せる穴を開けました。熱めのお湯を二〇～三〇㎝はって、風呂用の椅子を入れ、蓋を閉めて一〇分程度、浴槽内を暖めます。頭を出せるようにバスタオルを二枚縫い合わせた物をかぶって、風呂の隙間から湯気が逃げるのを防ぎました。水を飲みながら夏場は一五分、冬は三〇分以上、サウナで汗を流したそうです。「熱めのお湯にしておけば、結構温まる」と木村さんは言います。今は週に一度入るくらいですが、発症当時は、一日に三～四回入っていたそうです。

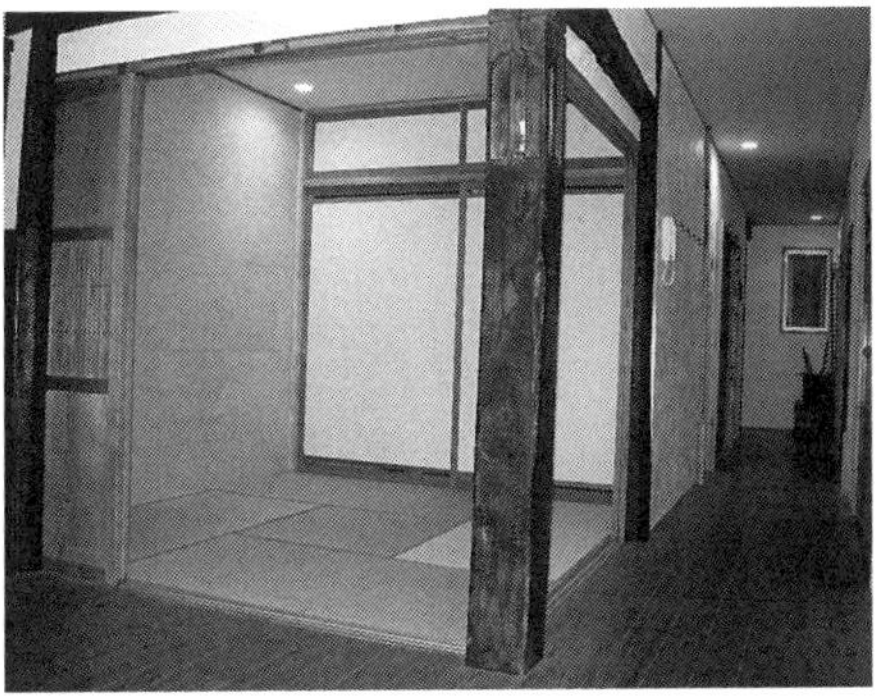

木村さんのマンション。古民家の柱を移設し、天然木の床材などを使用

化学物質の少ない環境で保育を

木村さんは、化学物質過敏症を発症後、コーポラティブ・マンションへの入居を決めました。コーポラティブ・マンションとは、入居する人が集まって組合を作り、工事をする業者を自分たちで選び、広さや間取りも自分たちで決めることができます。木村さんが入居を決めたマンションには、環境問題に関心のある入居者が集まりました。化学物質過敏症や電磁波過敏症を発症した人がいる世帯も複数あり、できるだけ安全な建材が使用されました。

契約したのは過敏症の症状が重かった時期ですが、マンションが完成して転居する頃は発症から三年がたっていて、

「今の環境でも大丈夫、と思うくらい回復していた」そうです。

木村さんは、電磁波過敏症ではありませんでしたが、冷蔵庫はブレーカーを別にしてもらい、万が一、電磁波過敏症になっても、冷蔵庫以外の電源を落とせるようにしました。床には燻煙処理した杉材を使い、ワックスの代わりにエゴマ油を塗りました。カーテンはオーガニック・コットンで手作りしています。

木村さんは二〇〇七年に転居したこのマンションでも、家庭保育室を再開し、家庭福祉員として働き続けています。保育者も子どもも石けん生活に切り替えてもらい、給食は化学調味料や農薬などが使われていない自然食品や野菜、果物、低温殺菌の牛乳などで手作りしています。おもちゃは自然素材の木製や布製が中心です。子どもたちが昼寝をする部屋は防腐処理をしていない畳を敷き、床下には電気配線がありません。飲み水はもちろん、水遊びの水も浄水器を通しています。一般の保育園で当たり前に使用する塩素消毒はせず、日光消毒や煮沸消毒をしています。

このマンションにも喫煙者はいますが、共用空間は禁煙になっています。「合成洗剤やタバコ、農薬を使う人がいません。基本的に、『まくものではない、使うべきじゃない』と思っている人たちだから安心」だそうです。保育室のホームページでも、子どもたちは大人よりも化学物質の影響を受けやすいことを訴え、化学物質の少ない保育を実践しています。

基本的に子どもを預かるのは八時間と決まっていますが、保護者の勤務時間帯が異なり、早めの時間帯に子どもを預ける人もいれば、遅くまで預ける人もいて、時には一二時間保育することもある激務です。「保育園だったら、早番の先生と遅番の先生がいるけど、私一人で早番から遅番までやって、調理も用務も園長も事務も役所関係の連絡もやるから、膨大な仕事量」だそうです。健康な人でも大変な仕事です。このように、長年、忙しく働いてきたことも、化学物質過敏症の発症の一因ではないか、と木村さんは考えています。発症前は、家庭福祉員の会の副会長や、全国ネットの事務局をやっており、週末はこれらの団体の会議や事務にあてていました。

「一年間のカレンダーで、自分の休暇が無かったこともあります。疲れるから、ついついアルコールをたくさん飲んで肝臓が疲れていたこと、そのために化学物質の解毒ができなかったこと、そういうことが重なって発症したのかな」と思っているそうです。一方、「化学物質に極端に曝されていなかったので、回復が早かった」とも考えています。「何とか定年の六五歳まではやりたいな、と思っています。子どもたちはかわいいからね」と木村さんは笑顔で言います。

6 過敏症を克服し運送会社で働く——北島宏子さんの経験

子どもの頃から病気がち

北海道に住む北島宏子さん（仮名、三四歳）は、幼い頃からアトピー性皮膚炎や食物アレルギーに悩まされていましたが、食事療法などによって、それらの症状を一つずつ克服していきました。

しかし、高校へ進学した頃から、香水や排気ガスの匂いに敏感になり、吐き気や頭痛に悩まされるようになりました。「今思えば、化学物質過敏症を発症していたのかもしれない」と感じています。学校から帰ると顔は真っ青で、頭痛がひどかったと言います。また、過眠状態になり、朝になってもなかなか起きることができませんでした。勉強しようと思っても集中力や思考力がなくなり、宿題をすることもできなかったそうです。当時は体調不良の原因がわからず、一〇軒以上も病院を尋ね歩きました。しかし、「怠けているだけだ」と医師に怒られることもあったそうです。睡眠障害と診断されて睡眠剤を飲んでも、吐き気がひどくなるだけでした。

高校一年の夏、あまりにも身体が辛いので休学し、翌年春に復学しました。その後は何とか通学していたものの、二年生の冬、校舎が新築されて再び体調を崩します。ホルムアルデヒドや有機溶剤、新しい暖房器具から発生する匂いで、ますます体調が悪くなってしまったのです。学校側も北島さんの症状を理解し、単位にならない授業や行事は欠席するよう、配慮してくれました。

その後、北島さんは頭痛や倦怠感、生理痛などを和らげるために漢方薬での治療を始めました。その効果もあってか、翌年三月に何とか卒業し、一年間浪人した後、埼玉県の大学へ進学することができました。

大学で電磁波過敏症に？

埼玉では、築二〇年以上の古いアパートを借り、有機野菜中心の食生活をしたそうです。次第に体力がついてきたのですが、翌年、学生の化粧や外気の匂いに反応するようになって、頭痛やふるえ、吐き気などの症状が現れるようになりました。当時は、頭が痛くて横になることもできず、部屋の中でも落ち着かずに、うろうろしていたそうです。「電磁波過敏症になっていたのかもしれない」と北島さんは考えています。

大学構内はPHSの基地局が多く、授業でもパソコンを使っていました。当時は大学に無線LANは設置されていませんでしたが、パソコンを使うと身体が冷え、家に帰って布団に入ってもなかなか身体が暖まらなかったそうです。大学の図書室には、盗難防止装置が設置され、離れた場所にいても「盗難防止装置から発生する電子音が耳を突き抜けていくように感じました」。

頭痛を抱えて家に帰っても、吐き気や倦怠感がひどく、こたつを使うと、ふくらはぎから太ももにかけてビリビリとしびれました。とうとう、一カ月だけ大学を休むことにしました。それでも「いつでも辞められるから、試験さえ受ければいい」と好意的な先生もいたので、何とか勉強を続けることができました。

その後、アパートの室内の化学物質対策をし、ビタミンC、Eをはじめ、亜鉛やカルシウム、マグネシウムなどのミネラルを摂取しながら、二〇〇二年に何とか卒業することができました。

過敏症を改善するために

卒業はしたものの、就職してフルタイムで働けるほどの体力はなく、しばらく自宅で養生をすることになりました。自宅は札幌市内にありますが、携帯電話基地局が増えたせいか電磁波環境が悪化し、家にいるのが辛くなりました。

そこで、化学物質や電磁波が比較的少ない、札幌近郊の町に家を建てることになりました。土地を買う前には、携帯電話基地局の位置を調べ、比較的電磁波影響の少ない場所を選んだそうです。それでも、周囲にはアマチュア無線のアンテナがいくつかあり、携帯電話も圏内で、無線周波数電磁波が完全に無いわけではありません。

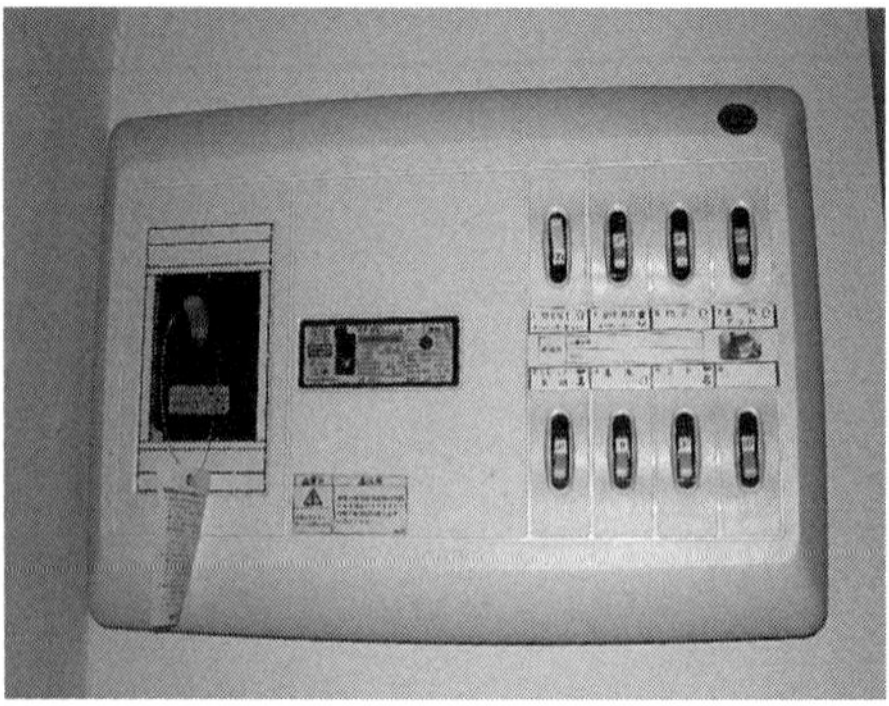
いくつにも分かれたブレーカー

窓にはLow-Eガラスを使い、ステンレス製の網戸をはめています。ブレーカーの数を多くし、寝る時は冷蔵庫など最低限の電源を残して、その他は全て落とせるようにしました（写真）。内装材も有害な化学物質が発生しないものを使っています。

この家に住み始めてから北島さんは「朝になるとすっきり起きられるようになった」そうです。それまでは昼頃まで寝ていることが多かったのに、「朝八時頃になると自然に目が覚めます」。

体調を改善するため、食品添加物や農薬を避けるなど、食事療法を続けることにしました。新しい家には自家菜園があり、大根やごぼうなどの根菜類やレタスなどの葉もの野菜、豆類、イチゴやメロンなどの果物も自分で育てました。秋になれば大根を干して漬け物をつくり、大豆でみそをつくり、できるだけ自分で育てたものを食べるようにしました。「玄米を食べるようになってから体調が良くなった」とも感じているそうです。

体力をつけるため、ヨガや気功も始めました。「その日の体調に合わせて調整できるところが、私には向いていたと思いますし、畑を耕したり、草むしりをするのも良い運動になったと思います」。

電磁波過敏症になると、電磁波に曝された時に、どうしてもその電磁波に集中して、どちらの方向から来ているのか、どういう種類の電磁波なのかを考えてしまいがちです。でも北島さんは、「意識を集中するのは、わざわざ電磁波に同調することになるのでは」と考え、「電磁波を感じても、ラジオのチャンネルを変えるような感覚で違う周波数に意識をずらすことにしました」。実際に「気をそらす」ことができるまで一年近くかかったそうですが、「被曝しても症状がとても軽くなった」そうです。

この「違う周波数に意識を向ける」方法の他にも、「読書や炊事、運動などに集中する方法も効果的だった」そうです。ただし、「意識をそらしても、電磁波に曝されていることに変わりはないし、環境の中の電磁波の総量を減らしていくべきです。でも、自分の症状を少しでも改善するために、こうした意識の持ち方も必要だと思うんです」と北島さんは語ります。

自分で自分を傷つけない

北島さんは、電磁波過敏症になってからひどく落ち込んで、うつ状態になった時期があるそうです。その理由は「電磁波の影響もありますが、被曝によって体調を崩す自分を責める気持ちや、症状を周囲の人にわかってもらえない辛さもあります。そして、自分ではどうしようもない電磁波に対する、やり場のない怒りや苦しみが大きいと思います」。

電磁波に反応してしまう自分を「社会に適応できないダメ人間だ」と責めてしまったり、周囲の人に「神経質すぎる。慣れなくてはいけない」「精神的に弱すぎる」と言われて傷ついたこともあります。

北島さんは、心理学の本を読んで、行動療法を実践することにしました。自分の行動や努力を自己評価して、落ち込みや自己否定につながる考え方を変え、自分に自信が持てるようにしようとしたのです。

例えば「今日は具合が悪かったけど、掃除ができた。明日は買い物に行ってみよう」と、その日にできたことと、できなかったことを書き出します。

次に、自分の問題点や障害を考え、それを解決するための対策も書きます。「買い物をするスーパーの屋上には携帯電話基地局があるから、体調を整えておこう」といった具合です。実際に買い物に行ったら、また、何ができて何ができなかったか、次の目標は何で、どんな対策が必要かを書き出していくそうです。

「当たり前のことのように見えるかもしれませんが、私の場合は自分を客観的に見ることができるようになりましたし、落ち込みから抜け出すための対策を考え、実行に移す習慣が身に付きました。長く続けると、成果が見えてくると思います」と北島さんは言います。ただし、目標を高く設定しすぎて、自分を追い込まないよう注意する必要もありそうです。

一〇年遅れで社会人に

こうして努力を重ね、徐々に体力がついてきた北島さんは、二〇〇九年秋からアルバイトを始めました。それまでは、近隣の家から合成洗剤の臭いがすると、頭痛や動悸、吐き気に襲われましたが、その頃から「屋外で合成洗剤の臭いが漂っても平気になって、働けるのではないかと思った」そうです。

ちょうどその頃、種芋を収穫するアルバイトの募集案内が目に入りました。種芋農家に卸すジャガイモを生産する会社だったので、農薬の使用量は一般の農家よりも多く、面接時に会社側は残留農薬の影響を心配していましたが、畑仕事に慣れていて体力があることや、医師に「今後は食事などに気をつければよい」と言われ、三年以上通院していないことなどを説明し、採用されました。実際に現場へ入ってみると、農薬散布から時間がたっていたせいか、農薬の影響は受けなかったそうです。

九月と一〇月の二カ月間の平日、毎日八時間働きました。一緒に二〇人くらいの女性が働いていましたが、仕事中は携帯電話を持ち歩かないので電磁波の問題もありませんでした。休憩時間は、畑まで送迎するバスの中で過ごしましたが、そこで携帯電話を使われると、「心臓がバクッと大きく脈打ち、苦しかった」そうです。

このバイトをこなしながら、週末は自家菜園の仕事もしていましたから、毎日、フルに動いていたことになります。以前は、掃除や買い物なども、体調を見ながら少しずつこなしていたのに、大きな変化です。

芋拾いのアルバイト期間が終わった後、今度は運送会社で荷物の仕分けをするバイトを始めました。時間は朝五時から午前一〇時頃までで、働く場所は運送用のトラックの排気ガスが充満する倉庫です。倉庫の金属製のドアが閉まっていると携帯電話の圏外になり、電磁波的には楽だったそうです。ドライバーはタバコを吸っている人が多く、タバコ臭がきつい時もありましたが、化学物質過敏症用の活性炭入りマスクをせずに仕事をこなすことができました。「以前はマスクがなければ外出できなかった」というのですから、この変化には驚きます。

この仕事に慣れ始めた頃、今度は、メール便を配達する仕事を委託契約で請け負うことにしました。自分の車で、指定された地域を配達して回る仕事です。朝五時から仕分けのバイトを行ない、その後すぐ配達をするわけですから、相当ハードです。この仕事を始めてからは、職場では「携帯電話を持ったら？」と勧められることもありますが、「携帯電話の電磁波が苦手で」と断っているそうです。その日によって配達する量は違い、午後二時頃に終了することもあれば、夜七時過ぎまでかかることもあります。

忙しい時は、家に帰っても寝るだけの生活で、「疲れきって食事を作ることができなくて、カップラーメンを食べることもある」と言います。食品添加物まみれのカップラーメンを食べても、症状は出ないそうです。ただし、「自分で作った食事と比べると、まるで空気を食べているようで、食べ物としての実質が少ない感じがするし、食べ続けるのは体によくないから、本当に大変な時にしか食べません」。基本的には、玄米と自分で育てた野菜というスタイルは、変えるつもりはないそうです。

北島さんは、今まで親の援助で生活していましたが、「自分で働いて生活できるようになったのは本当に嬉しい。今思うと、自分の二〇代は空白だったように感じます。もしも、ちゃんと就職して働けていたら、今頃はどんな仕事ができていたんだろう、と思うこともあります」。

「過敏症の方は、どうか悲観的にならないで下さい。悪い状態はずっと続くものではありません。どうしたらいいかを考え、行動することが大切だと思います。歩みがどんなに遅くても、前に進んでいることを忘れず、自信を持って下さい。きっと楽になります。過敏症は治る病気だと私は思っています」と北島さんは言っています。

7　化学物質／電磁波過敏症と難病を併発——鹿島豊子さんの経験

電磁波過敏症の発症原因はMRI？

化学物質過敏症や電磁波過敏症を発症だけでも大変ですが、東京都に住む鹿島豊子さん（五五歳）は、この二つの過敏症に加えて反射性交感神経性ジストロフィー（RSD）という難病も発症しています。

RSDは、骨折などのけがをした際に神経が傷ついたことがきっかけで交感神経に異常が生じ、眠ることもできないほどの、焼けつくような激しい痛みが絶え間なく続き、運動障害やけいれん、麻痺、皮膚や筋肉の萎縮が起きる難病です。一般的に、初期段階では手足に症状が現れることが多いのですが、やがて症状が起きる範囲が徐々に拡大していく人もいます。痛みを抑えるために中枢神経に作用する薬や麻酔薬を使いますが、化学物質過敏症だと薬剤を使った治療は制限されてしまいます。

鹿島さんが化学物質過敏症になったのは約三〇年前のことです。家を新築した後に体調を崩しましたが、当時は化学物質過敏症とは思わず、「目がしみたり、咳が出たりが続いていたけど、アレルギーかな」と思って暮らしていました。一九九七年に、屋久島へ旅行した際、穴に落ちてけがをし、MRI（磁気共鳴画像装置）検査を受けることになったものの、MRI中に具合が悪くなって検査を中断し、その後、さまざまな電磁波に反応するようになりました。

MRIは強い磁場と電波を発生させて体内の断面画像を撮影するものです。VOC-電磁波対策研究会が二〇〇九年に、電磁波過敏症と診断された、または発症したと考えている七五人を対象に行なったアンケート結果では、五二%が医療検査で体調が悪くなったことがあると答えています。MRIで電磁波過敏症の症状が現れたことがある人は一六・〇%、電磁波過敏症の発症原因がMRIではないかと考えている人が四人（五・三%）いました。

鹿島さんも、「電磁波過敏症の原因はMRIではないか」と考えています。「MRIの中にマイクがあるから止めたい時は言えば良いのですが、とにかく具合が悪くて我慢が出来ず、途中で止めました。めまい、吐き気がひどく、検査を中止した後も脈が速い状態が続きました。平衡感覚がおかしくなって、立つことも座ることもできなくなってそのまま入院しました」。

「垂直方向がわからなくなり、柱を見ては、『これが縦だから、柱をまざして真っ直ぐに立とう』と意識していた」と言います。

医師の無理解と暴言

その後、病院の目眩《めまい》外来を受診しましたが原因はわかりません。電磁波過敏症の可能性を疑った鹿島さんは、北里大学研究所病院の化学物質過敏症外来を受診し、化学物質過敏症と電磁波過敏症を発症していると診断されました。

同外来の医師は、院内の神経内科も受診するよう指示したので、カルテを持って神経内科へ行くと、神経内科の医師は、鹿島さんが何も言わず、検査も診察もしていないのに、いきなり「君より大変な病気の人はいっぱいいいて、きちんと働けば治ります」「仕事がいやなんでしょう」「ガンとかパーキンソンの人でも、もっとちゃんと生きています」と口にしたそうです。

鹿島さんは、「過敏症をまるっきり知らないんだ」とショックを受けました。厚生労働省は二〇〇九年一〇月にようやく、化学物質過敏症を診断名として認めましたが、鹿島さんが発症した頃は、この病気を知っている医師はほとんどいなかったのです。

その後、鹿島さんは、過敏症の主治医の勧めで、自宅近くにある病院の神経眼科を受診しました。主治医は脳の血流量を測定してほしかったそうですが、指定された神経眼科に紹介状を渡すと、「何でここに来たの？　僕は（化学物質過敏症の）専門外でしょう？」と言って、ＭＲＩを撮ると言い出しました。

また具合が悪くなっては大変だと思い、「脳の血流量を測るのはＭＲＩ以外にないんですか」と質問したら、「非協力的な患者は診ない」と言うので、仕方なく「主治医にそう報告します」と伝えると怒り始め、検査を受けないまま帰されたそうです。

鹿島さんは物腰も柔らかく、人を怒らせるようなタイプには見えません。たまたま相性の悪い医師にあたったのかもしれませんが、医療関係者は患者の声にもう少し柔軟であってほしいものです。

ＲＳＤも発症し左半身麻痺に

過敏症の症状が落ち着いてきた二〇〇一年の年の瀬に、新たな異変が起きました。気がつくと、左手が麻痺して動かなくなっていたのです。翌日、息子さんのお弁当を作るために、ブロッコリーを茹でようとしたら、「ブロッコリーの上に左手を持って行けるけれど、手が開かなかった」のです。昼寝をした後だったので「寝ぼけているのかな」と思って、また一時間ほど寝て、もう一度同じ動作をしましたが、やはり手は開きません。

左手の下に右手を入れて指を開いて、ブロッコリーの上に置きましたが、今度は閉じることができません。「あ、これはやっぱり動かないんだ」と気づきましたが、その時は、年末だったこともあって働き過ぎだと思いました。

念のため過敏症の主治医にすぐに電話して「手が動かないんですけど」と相談すると、「化学物質過敏症より電磁波過敏症のほうが、部分的に麻痺したり戻ったりすることがある。血液が届いていない時に麻痺するのと同じ。どこが麻痺してもおかしくないから、もう少し様子を見たら」と助言されました。お風呂に入れば治るだろう、何日か休めば治るだろう、と思っていましたが、一向に回復しませんでした。

二〜三日すると左手が二倍くらいの大きさに膨らんでグローブのようになり、血が通わず、白っぽい紫色に変色し、皮膚に触るとぼろぼろ剝けて爪が崩れてきました。

正月休み空けに病院へ行くことにしましたが、それまでに過敏症について医師から心ない言動をされたことがあるため、医療相談をしている心療内科を探して受診しました。ここなら受診を拒否されないだろう、と考えたからです。手が二倍以上に腫れ、皮膚が変色するという明らかな変化が起きているのに、それでも「また話を聞いてもらえないのではないか、診療拒否をされるのではないか」と心配するほど、過去に医師から受けた心ない対応が記憶に残っていたのです。

心療内科の医師は「心因性では絶対にこうならないから、どこでもいいからすぐに普通のお医者さんに行って」と指示し、鹿島さんは自宅近くの総合病院を受診しました。「早く血を通わせないと手首から切ります」と言われ、血管を広げる薬を処方されましたが、化学物質過敏症の症状が出て、激しい頻脈に苦しみました。

そこで、神経ブロックに切り替えました。首の付け根にある星状神経節には、心臓や肺、腕に係る交感神経が集まっています。鹿島さんの場合は、ここに局所麻酔をすることで神経を麻痺させることになりました。

麻酔薬を注射すると、脈は一層早くなって心臓が苦しくなりましたが、交感神経を麻痺させることで血管は元の太さに戻り、「肩甲骨の裏側からザーッとお湯が流れるように、血が流れるのがわかった」そうです。それまで手は冷たかったのですが、血管が通常の太さになった途端に血液が流れて暖かくなりました。

「普通は神経ブロックを何回かやったら家に帰れる状態になるのに、丸一日かかっても動悸やふらつきがひどく、神経ブロックはもう止めようと思った」そうです。しかし神経ブロックをやめると、神経と筋肉の萎縮がどんどん進んで、すぐに左手が固まり、動かなくなってしまいました。その後も痛みと共に筋肉が縮み、関節も硬くなり、現在では下肢の運動障害も現れ、自力で歩くことはできなくなりました。

「神経ブロックの治療ができたらここまでひどくならなかったかもしれないけど、動悸がひどくて心臓が持たなかった」と鹿島さんは言います。「その頃には、医師も『これ以上はできません』という感じだった。私は薬には過敏なので、普通の人と同じように治療すると、普通だったら腕の血管が開くだけで済むのに、全身開いてしまうから苦しくなるようだ」と考えています。

化学物質／電磁波過敏症でも手術

ＲＳＤは前述したように、眠れないほどの激しい灼熱感が二四時間続き、筋肉や関節が縮んで堅くなり、運動障害が起きることもある病気です。神経が傷つくことで交感神経が優位になって緊張状態が続き、血管が細くなって患部に血液が十分に届かない虚血状態になります。その治療には何段階かあって、一般的には、まず、麻酔薬で神経を麻痺させて痛みを抑制します。次の段階としてアルコールを使って交感神経を焼き切り、それでも効果がなければ、麻酔薬であるモルヒネを供給するポンプを体内に埋め込み、次の段階として電気パルスを発信する「神経刺激装置」を埋め込むことになります。電気刺激によって、痛みと血管収縮の悪循環を阻止できるとも考えられています。

図13　神経刺激装置のしくみ

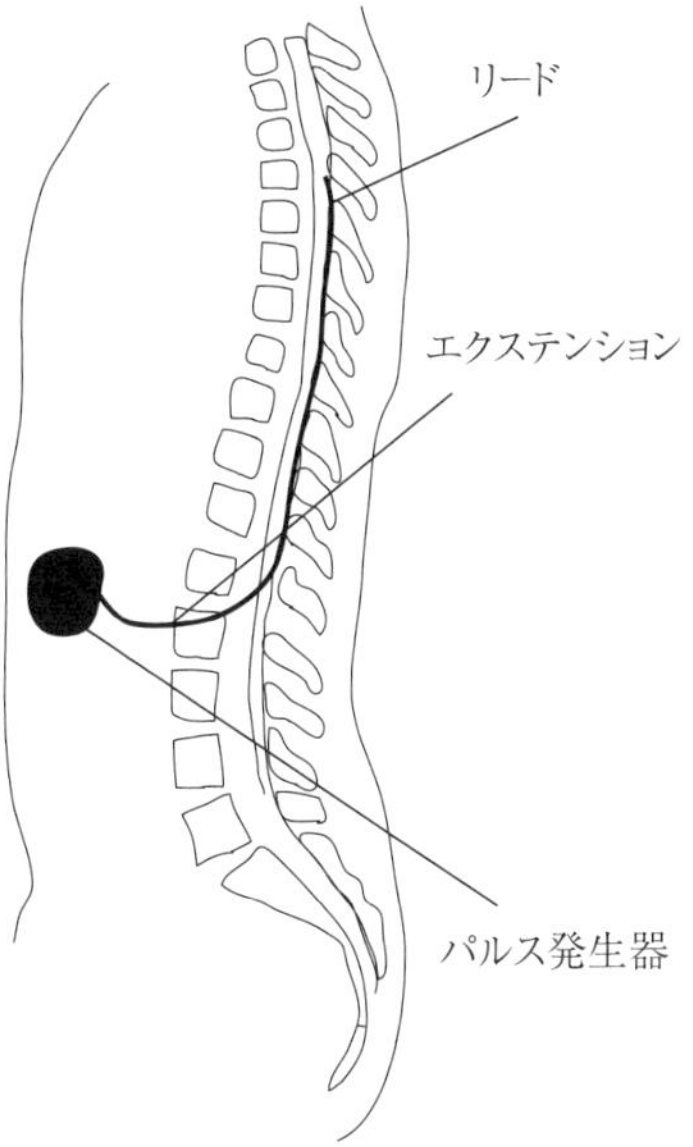

鹿島さんは、第二頸椎から胸椎にリードが埋め込まれている。

鹿島さんの場合は、化学物質過敏症のせいで麻酔薬が使えなかったので、最初から神経刺激装置を埋め込むことになりました。

現在、鹿島さんの胸椎から第二頸椎にかけて電極が入っています。背骨から出た電極にはリードがついていて、腹部に埋め込まれた蓄電池と発電機に繋がり、痛みを少しでも緩和するための電気刺激が送られます。周期的に刺激するか、刺激を持続するかは、スイッチのオン／オフやリモコンで操作します。この機械から発生するは磁場は「五mGが一瞬出る程度」だといいますが、鹿島さんは周期的に電気刺激が出ると体が辛いので、常に刺激が発生するように設定しています。

「神経刺激装置は単に疼痛管理をするだけですが、オンになっていれば筋肉がゆるんでいるから楽です。オフにすると二秒くらいでギューッと固まってきます。痛みが完全に無くなるわけではないけど半分くらいになります」。

「関節や筋肉の痛さもあるけど、ＲＳＤの特徴は〝灼熱痛〟と言われています。火傷みたいなヒリヒリ、チリチリする痛みが、私は一番苦手かな。それと、関節がずれていく痛さとか、筋肉が引っ張られていく痛さとか。痛みは二四時間あり、交感神経が萎縮した部分の皮膚や筋肉も一緒に縮んでいく。それはもう仕方がない」と鹿島さんは症状の全てを受け入れています。

鹿島さんの場合、神経刺激装置のバッテリーは五年くらいもつと予想されていました。体は機械を異物として押し出そうとするので、それを抑えるための薬も飲んでいましたが、神経刺激装置を入れてから四年後の二〇〇七年になると、バッテリー部分が押し出されて皮膚から出そうになってきました。バッテリーの残りが少ないこともあって、バッテリーの交換の手術を予定より早めに行なうことになり、都内のＡ病院で手術を受けるため入院しました。

しかし、鹿島さんが医薬品などに対して極端に反応しやすいことを知ったＡ病院の医師は、「手術中に不測の事態が起きることも考えられるので、循環器科の専門医がいる病院でなければ難しい」と判断し、鹿島さんの手術をしないことに決めました。最初に手術してくれた医師は、そのころ他の病院へ移動しており、その病院では神経刺激装置を扱っていませんでした。

そこで、鹿島さんは北海道から九州まで、ＲＳＤを診療している可能性のありそうな病院に電話をかけ、手術してくれるかどうか確認しました。もともと、ＲＳＤを知っている医師は少なく、神経刺激装置を扱った経験のある医師はさらに限られます。その上、「化学物質過敏症と電磁波過敏症を併発している」と伝えると、断られることも多いのです。

最近は電子カルテの導入が進み、院内に無線ＬＡＮを配備している病院が増えていますが、無線ＬＡＮの電磁波にも反応して体調が悪化します。ある病院では、看護士が病室で患者の状態をノートパソコンに打ち込んで、データをナース・ステーションに飛ばしていたので、鹿島さんは入院治療を断念したことがあります。

こうして、二年がかりで病院を探しましたが、安心して手術・入院できそうな病院は見つかりません。

結局、ＲＳＤの主治医の尽力で、当初は入院に消極的だったＡ病院で二〇〇九年に手術を受けることが出来ました。ＲＳＤの主治医は過敏症の主治医と連絡をとり、アレルギーや化学物質過敏症、電磁波過敏症の状態を確認し、使用できる薬剤、神経刺激装置を入れる部位などを相談したほか、入院・通院時の環境についてもきめ細かく配慮してくれたそうです。

今や、手術中の患者の呼吸や脈拍、脳波などを測定する機器も、無線周波数電磁波を使ってモニターにデータを送信するタイプが主流です。鹿島さんの手術では久しぶりに有線の機器を使い、被曝しないよう配慮してくれたそうです。また、ＲＳＤの主治医は、鹿島さんが治療で入院している際にも、入院中は全館でワックスをかけないように指示してくれたそうです。

麻痺して気づいたこと

化学物質過敏症や電磁波過敏症、ＲＳＤといくつもの病気を抱えた鹿島さんを、「生まれつき病弱だったのか」と思う方もいるかもしれませんが、中学から大学まで機械体操を続けた体育会系でした。大学卒業後は、フリーのダンサーとして創作バレエやコンテンポラリー・ダンスを踊り、子どもを産んだ後も舞台に立っていたそうです。友人には「今まで動きすぎたのよ」と言われるほどです。

体を動かすことが好きな彼女にとって、ダンサーは「趣味の延長上の仕事」で、本業はフェルデンクライス・メソッドの教師でした。

フェルデンクライス・メソッドとは、体に意識を向けながら動かすボディワークで、今までの体の固さや習慣的な動きのパターンに気づいて、生まれつき備わっている体の機能を引き出し、柔軟で調和のとれた動きを身につける方法です。

鹿島さんはダンサーとしての自分の体をケアするために、フェルデンクライス・メソッドを学び、やがて妊婦のためのクラスを受け持つようになりました。そのうち、お母さんたちから頼まれて、脳性麻痺や水頭症で体の動きがままならない赤ちゃんのために、「動きを引き出す」レッスンをするようになったのです。

「その子によって障害の状態は違います。一〇〇人いたら一〇〇通りで、その子が発揮しやすい能力も一〇〇通りあります。普通のリハビリだと、決められた動きができるように関節を曲げたり、できるまで何回も繰り返してその形を作っていくけれど、フェルデンクライスは、その子が持っている体の得意なところを使うんです。反っているのが得意な子は、反りを使って寝返りをさせ、丸くなるのが得意な子は、丸くなるプロセスを使いながら、『あなたはこっちが好きだよね』『こういう動きって面白くない？』と伝えます。子どもは、その動きが気に入れば何度も繰り返して遊び、そのうちできるようになります。その子なりの動きを一緒に探して、見つけて、それを定着してあげることで、その子の可能性を広げることができる」そうです。

「ずっと寝たきりで手も足も曲がらない子は、自分の体に触れたことがない。赤ちゃんの発達では、臭いをかいで唇や手で触れてなめることが、存在を認識する手段だから、寝たきりの子にとっては自分の体を認識するのが難しい。それを自分の手で触れさせることは、彼らの可能性をすごく広げることになります。普通のリハビリのように曲げたり伸ばしたりではなく、

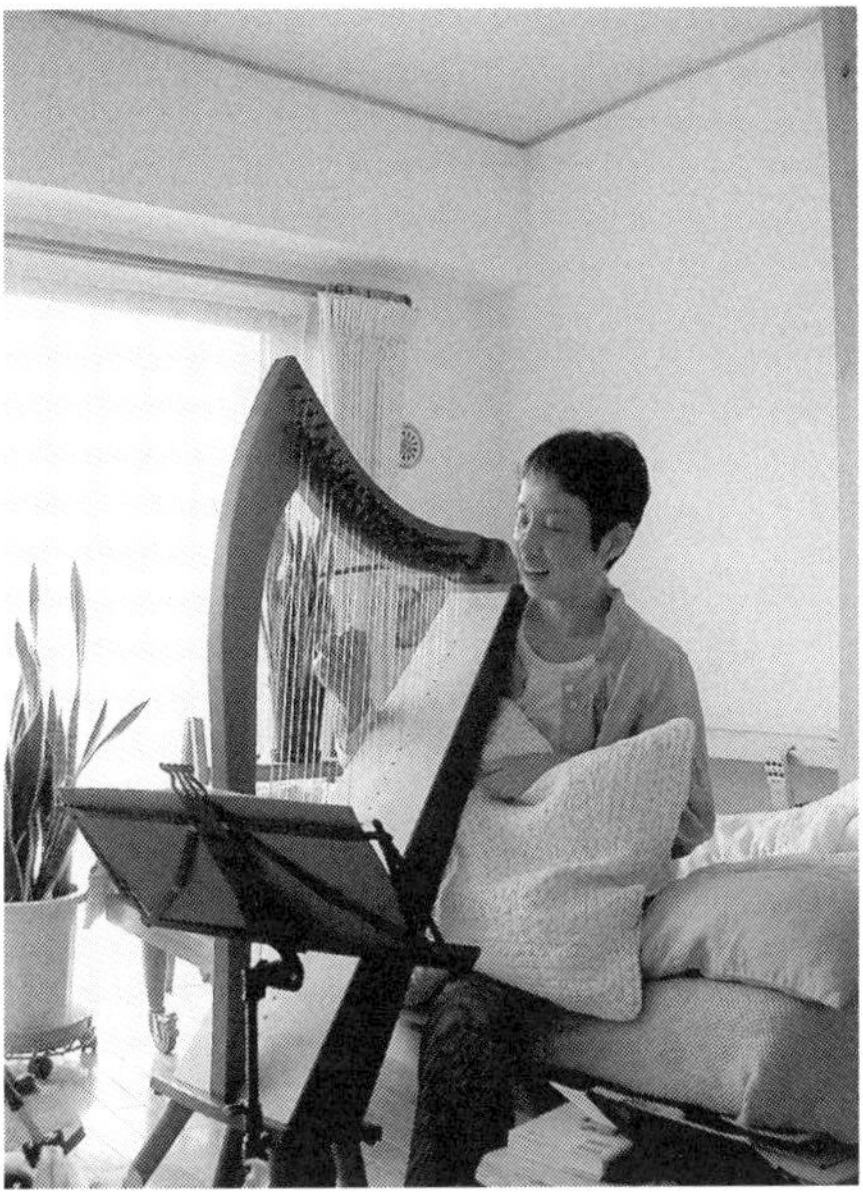

ヒーリングハープを弾く鹿島さん。麻痺した左手を安定させるためクッションの上に置いて演奏している。

認識させてあげること、触れてみて初めて気づくことが大切。初めて触れたら『これは何だ?』と思えるし、もし自分の感覚がそこにあれば『自分のものだ』という感覚が現れる」そうです。

鹿島さんがRSDになった途端、赤ちゃんたちが学ぶ所がなくなり、とても困ったそうですが、彼女にとって麻痺は新しい発見でもあり、「自分が麻痺した時は本当に面白かった」と言います。普段は、障害のある赤ちゃんをレッスンしていましたが、「私は通常の感覚でレッスンしているから、同じことをしても絶対に麻痺した人の感覚は得られない」からです。

「初めて麻痺した時に、ちょうどカナダの先生が日本に来ていてクラスレッスンを受けました。動かなかったり感覚がなかったりした時に、手を組み合わせるとか、足の指と手を組み合わせる動きを子どもたちによくやるけど、麻痺している自分にどういう感覚が起こるのかを体感したんです。『あの子たち、こんな風に刺激を得て、こんな感じを味わっているんだ』と実感できたことが面白かった」と鹿島さんは言います。

ヒーリングハープとの出会い

家で過ごすことが多くなった鹿島さんは、麻痺を持つ彼女が支えなくても自立していて片手で弾ける楽器を探し、ヒーリングハープと出会いました。

このハープは、欧米諸国ではセラピューティック・ミュージシャンがよく使う楽器です。セラピューティック・ミュージシャンとは、病院やホスピス、NICU（新生児特定集中治療室）などで、患者のベッドサイドで生演奏を聴かせる、セラピューティック・ミュージックの訓練を受けた音楽家のことです。

「手術の前に落ち着かない人に聞かせたり、ホスピスでメディカル・ケアから死への移行をスムーズにできるように演奏します。アメリカでは亡くなる時だけ呼ばれていくハープ演奏者もいる」そうです。

音楽療法は音楽を聴いたり楽器を演奏することで、心身の健康面の改善や身体的な機能回復をめざしますが、セラピューティック・ミュージックは痛みや精神的な苦しみの緩和を目的にしています。ヒーリングハープの音色は繊細で優しく、聞いているだけで心身がほぐれていくような感覚になります。骨格や臓器によって共鳴しやすい音は異なるので、その人の状態や疾患に最適な音を探し、その音が多く含まれている曲を演奏するそうです。鹿島さんによると、「実は、一番気持ちがいいのは演奏している本人」なので、電磁波に曝されて辛い時や、RSDの症状が重い時は、一晩中でもハープを弾いて過ごします。最初は自分のために演奏していましたが、その後、車いすで病院やホスピスに行って演奏するようになりました。

「ホスピスですから末期ガンやエイズの患者さんもいます。『痛みのある人はなかなか寝られなくて困っているから、いびきをかいて寝だしたら、そこからたっぷり聞かせてね』と言われて。演奏を止めると起きるので、初めてだから、止めどころがわからない。音を止めても、もう起きなくなったので、そうっと撤収してカーテンを閉めようとしたら、その男の方がパッと目を開けて『ありがとう』って言ってくれて、涙が出そうになった」こともあります。

病院に行ってみたら、病室の窓の向こうに高圧線があって困ったこともありますが、患者さんに向かって演奏することは「もらうもののほうが多い。私ができることでもらえるものがあれば一番幸せ」だと言います。ただし、外出すること自体が体に大きな負担になりますし、二度目の手術で大きなダメージを受けたので、出張演奏は今はもう行っていません。

やりたいことができる幸せ

二〇〇九年に神経刺激装置のバッテリー交換のために二度目の手術を受けた後、経過は思わしくなく、体重が大幅に減少し、日常生活が送れるようになるまで二カ月近くかかりました。

いよいよ電動車いすが必要になりましたが、モーターから電磁場が発生しているため、安全なものを探すのが大変でした。A社の車いすは坐面で六〜一〇mG、B社の簡易電動車いすは二〜三mGあったそうです。これだけ磁場が強いと、数分乗っただけで体が辛くなります。低周波電磁場を削減するアモルファス合金を使って電磁場対策を試みましたがうまくいかず、家の中では小さな力でも効率的に動く、海外メーカーのスポーツタイプの手動車いすを主に利用しているそうです。

元の自宅は電磁波が強かったので、二〇〇七年から電磁波と化学物質の影響を考慮して建てられたコーポラティブ・マンションに、家族と離れて一人で住んでいます。コーポラティブ・マンションとは、入居を希望する人たちが集まって組合をつくり、設計方針を相談したり建築士を選ぶなど、事業主として建設に関わります。何度も話し合いを重ね、住民自ら建築作業の一部に参加したこともあり、マンション全体が大きな家族のようで、隣人が何かと鹿島さんを気遣っています。他の部屋の子どもたちが飛び込んできて、ハープや車いすで遊んでいくこともあるそうです。

手術後、家事や入浴の介助が必要になったので、週に何日かヘルパーをお願いしています。料理の下ごしらえをして冷蔵庫に入れてもらえば、あとは自分で調理できます。冷蔵庫は電磁波と振動を避けるため、玄関に設置しました。ダウンライトが一五カ所設置されていますが、圧迫感や頭痛がするので八カ所の電球を抜き、必要最低限の灯しかつかっていません。

マンションは、コンセントにアースをとるなど、低周波電磁波の対策はされているのですが、携帯電話電磁波などの無線周波数電磁波については何の対策もされていませんでした。部屋は最上階（四階）なので、周囲の携帯電話基地局などから発生する無線周波数電磁波の被曝量が多く、家の中にいることも楽ではありません。窓にシールドクロスをかけたり、子機付き電話機の本体のアンテナにもシールドクロスをかけて、少しでも被曝量を減らすように注意しています。それでも、過敏症による症状や不便さは、ＲＳＤの症状に比べると遥かに軽く、気にならないそうです。

「ずっと身体を扱う仕事をしてきて、私の身体はこうなったけど、私にとって今のこの体は、自分のやりたいことができれば問題がないんです。体が全部動いても、やりたいことに対して不自由な人はいっぱいいます。今やりたいことがあるのに、何らかの状況が障害になったり不自由になるのであれば、そこは改善するけれども、そうでない限り、体をこれ以上良くしようという気持ちはあまりないんです。やりたいことに不自由さがなければ、熱が出るとか、食べれないということは、そのままでＯＫなんです」

「敏感な体を持って生まれて、いろいろな人たちとの出会いがあり、その人達のおかげで乗り越えてきた経験が私を育ててくれました。どんな状況でも、希望を持てるかどうかは、その人の選択だと思っています」

8　歯科治療で過敏症の症状が悪化——太田智子さんの経験

バイク事故から過敏症に

神奈川県在住の太田智子さん（三七歳）は、以前は、バイクでツーリングに出かけたり、海でダイビングをするのが好きな活動的な女性でした。しかし、一〇年前にバイクで事故を起こして重症を負い、頸椎にチタンを埋めることになりました。その後、痛みが強くなり体調が悪化したので、星状神経節ブロック注射をすると、今まで経験したことのない灼熱感や関節痛、筋肉痛が現れました。

それ以来、職場では、パソコンから発生するかすかな低周波音に反応し、パソコン画面に顔を近づけると、耳鳴りや頭痛、しびれが起きるようになりました。帰宅後も、冷蔵庫やエアコンの室外機の音、約二〇m離れた大型スーパーの業務用室外機に反応します。

症状を改善するため静かな環境に引っ越すと、症状は少し落ち着きましたが、職場ではパソコンを使わなくてはならず、空調でも症状が悪化します。周囲で使われる工事用ドリルやボイラー、ヘアドライヤーなどの振動、ラジオや携帯電話の電磁波にも反応し、電車にも乗れなくなりました。意識がもうろうとし、手足がビリビリし、首の後ろの圧迫感、後頭部の締め付け、めまい、吐き気、耳鳴り、話しづらさなどに襲われ、やがて、ペンキ、インクなど化学物質にも反応するようになっていったのです。

マンションの塗装・工事で車中生活に

二〇〇六年一〇月、自宅アパート周辺で配管塗装、外壁塗装、屋内防音工事が相次ぎ、連続して化学物質に曝されたため症状が悪化し、しばらく休職することになりました。この時期は、約五m離れた自動販売機の低周波音にも反応するほど、物理的な刺激に敏感になりました。同年一一月に北里研究所病院を受診し、「化学物質、電磁波不耐《ふたい》による自律神経、中枢神経機能障害」と診断され、二〇一〇年には職場復帰をあきらめ、退職することになりました。

二〇〇六年当時、実家はリフォームをしたばかりだったので、太田さんは実家に戻ることもできませんでした。リフォームを決めた時には、太田さんはアパートで一人暮らしをしており、化学物質過敏症の彼女が住むことを考えたうえで施工しなかったのです。

太田さんはやむを得ず、二〇〇六年の冬から翌〇七年六月までの八カ月間、実家の前に置いたワゴン車で車中生活をしました。食事は、家族が家で作って運んでくれたそうですが、「暑い時も寒い時も、車で過ごすのは辛かった」と言います。

化学物質過敏症のため、綿の服しか着ることができないので、冬は服を何枚も重ね着し、タオルケットを一五枚も重ね、湯たんぽを入れ、窓に段ボールをはって風をふせぐなどの工夫をして、寒い時期を乗り切りました。暑い時は、涼を求めて近所の神社で過ごしたそうです。

雨が降ると、車内では雨音が強く響きます。車の屋根に人工芝を敷くなどして、防音対策をしました。車の中には、布団と衣類が積んであります。普段は臭いがこもらないよう、窓を開けてありますが、近所で野焼きをされるとその臭いがつくので、車中にいるのも辛くなったそうです

家の前とはいえ、女性が一人だけで車中で過ごすのは不安があります。近所で車上狙いが起きたこともあり、家族は防犯面でもとても心配していました。太田さんは、住める場所を探そうと地図を購入し、変電所や携帯電話基地局、高圧送電線の鉄塔、工場などのチェックを始めました。

「携帯電話基地局は、地図に書き込むとすごい数。住める場所がありません。でも、あきらめず、探していきます」と、前向きに物件を探し続けていましたが、症状が悪化していることもあり、住めそうな場所は一向に見つかりませんでした。

その後、症状が少しずつ良くなって自宅で過ごす時間も増えていたのですが、歯科治療をきっかけに、急激に体調が悪化しました。再び、寝る時は車で過ごさなければならなくなったのです。

歯科治療体験──太田智子さんの手記

休職して半年が経ち、化学物質過敏症と電磁波過敏症も回復しつつある頃、突然、奥歯の詰

め物がとれてしまいました。とうとう歯医者に行かなければならない日が来てしまった、と覚悟を決めました。化学物質過敏症に詳しいと聞いた歯医者に電話をし、三日後に予約をいれました。

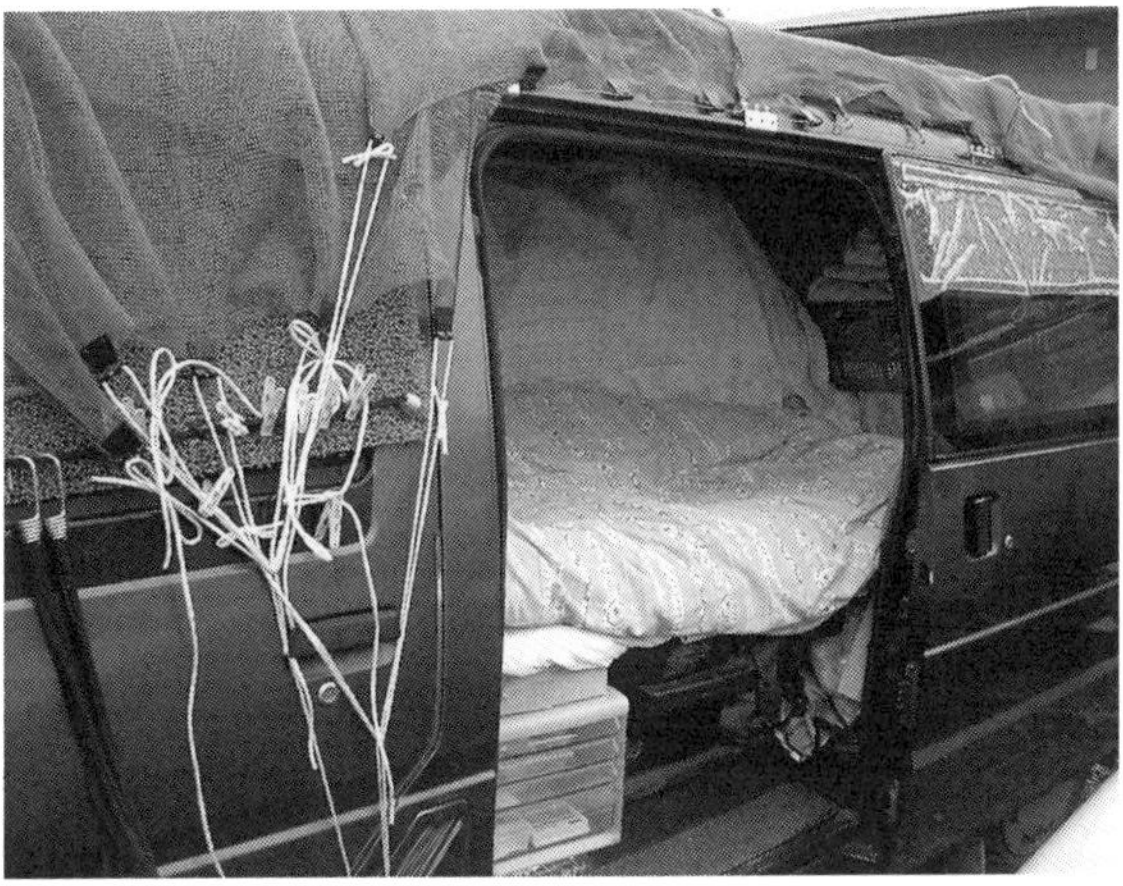

太田さんが暮らしていたワゴン車。車内に布団を敷いていた

ところが、詰め物がとれてから約三時間後、口の中に違和感を感じ始めました。唾液がねばり、やたらと喉が乾くのです。時間が経つにつれ、次々と症状は増えていきました。舌がヒリヒリし、喉は熱く、筋肉の硬直が始まり、辛さで夜はなかなか眠ることができませんでした。これはただごとではないと不安になり、あわてて病院に電話をし、すぐに向かいました。

歯科医は、私の症状について、「詰め物がとれたせいで、アマルガム（注：銀スズ化合物と水銀を利用した歯科修復剤）がむき出しなっている。これが原因ではないか」と言って、さっそくアマルガムを除去しました。そして型をとり、次回、歯をかぶせるまで仮封なしで帰宅となりました。

かぶせる歯ができるまで、普通は仮封をするのですが、仮封剤《かふうざい》に反応すると大変だから、ということで仮封はしませんでした。あとから考えれば、これは問題でした。

アマルガムを除去したと言っても、その下にさらに樹脂が詰められていたのです。その樹脂も除去してくれればよかったのですが、アマルガムの成分を吸収していた樹脂は除去せず、むき出しのまま私の歯の中に残されました。私は何も知らず、ほっとしたのも束の間、治療が終わって約一時間後にまたあの症状が出始めました。

あわてて歯医者に電話をしましたが、「アマルガムはすべて除去してあるので問題はない。後は、詰め物をかぶせるまで待って。耐えてもらうしかない」との返事でした。

その後、アマルガム成分を吸収した樹脂の影響で、口の中の状態はひどくなり、全身に症状が出始めました。こわばりと痺れは、私を連日不眠状態にしました。

北里研究所病院臨床環境アレルギー科に電話すると、看護士に「反応するものは外した方がいい」とアドバイスされました。

どうにも耐え切れず歯科医に電話をし、仮封をしてもらうことになりました。仮封剤はグラスアイオノマーセメント（歯科用セメント）です。ところが、このグラスアイオノマーセメントにも反応し、苦しくて耐え切れず、歯科医に除去をお願いしましたが、「今までグラスアイオノマーセメントで反応した人は一人もいない、噛み合わせの問題ではないのか。それより、車で寝ているほうが問題で、家の中で寝たほうがいいんじゃないか」と押し切られ、とうとう除去してもらえませんでした。

自分の歯に、すでに樹脂を使用した箇所があったことから「樹脂なら詰めても大丈夫かもしれない」と思い、歯科医に樹脂を詰めてもらえるよう、お願いをしました。

歯科医はしぶしぶでしたが、樹脂に詰め替えてくれました。詰め替えた瞬間から体が楽になり、数分後、全身の筋肉がほぐれていくのがわかりました。体が軽くなり、痛みが少しずつ和らぎ、皮膚の感覚がもどり、一〇日ぶりに不眠から解放されました。とはいっても、全く反応がなかったわけではなく、接着剤に強く反応しましたが、グラスアイオノマーセメントに比べたら天と地の差でした。症状は、その後約一か月半で完全に消失しました。

しかし、グラスアイオノマーセメントを我慢してつけていた結果として、今まで使用していた歯磨き粉が一切使用できなくなりました。確実に、反応するものが増えました。塩素臭に敏感になり、風呂の水を臭く感じたり、入浴すると皮膚がかゆくなったりします。一般的なシャンプーやリンスには反応していなかったのに、使えなくなりました。

グラスアイオノマーセメントの反応について、アレルギー科の主治医に相談したところ、反応した物質を特定することは難しく、複合的なものだろうということです。そして、歯科材料は事前に検査をするほうが確実、と言っていました。

今回のこの体験で、余裕のある時に、歯科材料に反応するかしないかどうかの検査を事前にすませておくことが必要だ、と感じました。

そして、アマルガムが体に及ぼす危険性も十分わかりました。これからは治療に入る前に必ず計画をたててもらい、患者も治療に関する医学的な知識を持って話し、お互いが納得をした上で治療をすすめていくことが大切だと思いました。

今も治療が続いていますが、身に付けた知識はとても役に立っています。

その後、太田さんは、友人から情報を集めたり、自分で探したりして、地元で化学物質過敏症を理解してくれる歯科医を見つけました。

過敏症だと、治療を受けられる医療機関も治療も限られてきます。過敏症に詳しく、患者に配慮してくれる医師に出会えれば理想的なのですが、現実にはなかなか難しいかもしれません。

いざという時のために、治療してもらえる病院の情報を集めたり、太田さんが言うように医学的な知識をある程度勉強し、医師と相談できるように準備しておく必要もあるでしょう。過敏症の主治医がいる場合、できるだけ主治医に相談してアドバイスを求めてください。

過敏症患者を受け入れる歯科医院

一般の歯科医院では、歯の根の治療にホルマリン系製剤を使用しているので、病院全体にホルマリン特有の鼻を突く臭いが漂っています。化学物質過敏症になると、歯の治療を受けたくても、病院の玄関に入ることすらできません。太田さんが、「歯医者に行かなければならない日が来てしまった、と覚悟を決めました」と書いているように、患者にとって歯科医院へ行くことは、相当な覚悟が必要なのです。

ホルマリンはホルムアルデヒドの水溶液で、発ガン性や催奇形性があり、低濃度で曝されると目の痛みや咳、くしゃみなどを引き起こすことがわかっています。ホルマリンで処理された遺体を解剖実習する際に、医大生が大量に被曝して、化学物質過敏症を発症した事例もあります。厚生労働省の指針ではホルムアルデヒドの空気中の濃度は〇・〇八ppmとされていますが、「指針値以下がより望ましい」とも記されています。

化学物質過敏症や電磁波過敏症の患者を受け入れる歯科医院は少ないのですが、過敏症を理解し、発症者が治療を受けられるよう配慮している病院は、いくつかあります。

例えば、北海道にあるOクリニックでは、化学物質や電磁波が減るよう、さまざまな工夫をしています。

院長のO医師が、化学物質や電磁波の影響に目を向けるようになったのは、家をリフォームした後に、家族が化学物質過敏症を発症したのがきっかけでした。

O医師は、ホルマリン系製剤の代わりに、欧米で広く使われている水酸化カルシウム製剤を使っています。カルシウムは強アルカリ性なので殺菌消毒する力があり、効力はホルマリン系よりも長く持続するそうです。念のため、ホルマリン系製剤も用意していますが、今までに一度しか使ったことがないと言います。

治療上、接着剤など揮発性の薬剤を口の中で使う場合は、バキュームで吸引し、気化した薬剤を患者が吸い込まないように注意しています。

タオルや医療スタッフのユニフォーム、スリッパは、合成洗剤ではなく、洗濯石けんで洗うなど、細やかな配慮を心がけているそうです。

電磁波被曝にも配慮

O医師はデジタル式のレントゲンを導入し、患者の被曝量を通常のレントゲン撮影の十分の一に抑えました。また、蛍光灯の電磁波やスピーカーの音声に反応する人のために、一つずつスイッチを切れるようにしています。

空気を圧縮して口腔内の異物を吸い取るバキュームコンプレッサーが稼働すると、低周波音が発生します。電磁波過敏症になると、音や振動など物理的刺激全般に敏感になるので、コンプレッサーは病室の隅に設置して壁で周囲を覆い、音や振動が発生しないようにしました。

なお、金属の詰め物があると、ガルバーニ電流（電解質の中で異種金属がふれあうと電位差が発生し、電流が流れること）が口の中で発生します。電磁波過敏症患者の中には、金属の詰め物を取ってセラミックなどに変えただけで、症状が大幅に改善した人もいるそうです。

このような化学物質や電磁波の少ない医療は、過敏症患者だけでなく、一般の人にとっても負担が少ないと言えます。「従来の医療を否定するわけではないが、当院の治療で体調が改善したという患者さんの声を聞くと、選択の幅が広がるのはいいことだと思う」とO医師は語っています。

私もいくつかの病院で歯科治療を受けたことがあります。化学物質過敏症に配慮しているとして紹介された別の歯科医院にも通院したことがありますが、そこではレントゲンを撮っただけで動悸がして息苦しくなり、さらにバキュームコンプレッサーが動くたびに、音や振動で倦怠感が強くなり、治療をあきらめて帰ったことがあります。しかし、Ｏ医師のところでは、レントゲンを撮ってもそのような経験をせずに済みました。Ｏ医師によると、デジタル式レントゲンでなくても、機材やフィルム、撮影方法などによって被曝量を抑えることはできるそうです。

私は金属製の詰め物が三カ所あり、金属で土台を作った差し歯が一本ありましたが、前述したように種類の異なる金属があるとガルバーニ電流が発生しますし、差し歯の土台は細長い金属なので、アンテナのように電磁波を集めるせいか、携帯電話の電磁波が多い場所に行くと、土台の形に沿って痛みを感じていました。

Ｏ医師と相談して金属製の詰め物を全て樹脂（コンポジットレジン）に置き換え、差し歯の土台となる金属を出来るだけ細いものに換えることにしました。セラミックの方が樹脂よりも長持ちするのですが、セラミックは保険が効かないので樹脂を選びました。

金属を削る際や接着剤を使う際は、金属の削りかすや揮発する化学物質を口腔外バキュームで吸い取ってくれました。「口は鼻につながっているので、微量の化学物質でも全部取り込まれてしまう。揮発性の強い薬品はできるだけ使わないようにし、換気にも配慮しています」とＯ医師は言います。

治療後に肩や首の凝りが解消

左側にあった金属製の詰め物を取ると、長年悩まされていた肩と首のこりが左側だけ消えました。私は仕事でパソコンを使うため、肩こりも職業病だと思っていたのですが、左奥歯にあった大きな詰め物を取って以来、全く肩が凝りません。その後、右奥歯の詰め物を取ると、右側の肩と首のこりも解消しました。

O医師にそのことを伝えると、「金属を取って歯の噛み合わせが変化した影響ではないか」とのことでした。樹脂や18金の詰め物は、使っているうちに歯と同じようにすり減るのですが、一般的な金属製の詰め物は非常に固いため、他の歯がすり減っても、形があまり変わりません。そのため、本来の噛み合わせとは違う状態になって、首筋の筋肉などが影響を受け、肩こりなどが発生するそうです。しかし、金属を取り除いたことで自然な状態になることで、肩や首のこりが無くなったのではないか、ということでした。

差し歯の土台を金属から樹脂に変えると、のどの渇きが和らぎました。治療後は電磁波への過敏性も少なくなり、疲れにくくなったような気がします。

個人差はありますが、O医師は、「成人は歯周病を発症し、歯を失うことが多いので、三～四カ月に一度、歯石をとるだけでも歯周病の予防につながる」と言っています。

過敏症になると薬剤に反応しやすく、治療が困難になりますから、病気を予防する上でも定期的に通院し、歯の状態をチェックしたほうがいいかもしれません。

なお、繰り返しになりますが、過敏症は個人差がありますから、歯科材料や治療法の検討は、医師と十分に相談して決めてください。

第四章　症状を改善するために

1　自分で出来る対策

環境因子を避ける

症状を改善するためには、まず自分が反応している化学物質や電磁波、生物学的なアレルゲン（ダニ、カビ、花粉など）を知り、それらを取り除き、できるだけ曝されないようにすることです。

電磁波過敏症の場合、音や光にも反応します。換気扇や洗濯機など、電磁波と同時に音や振動を発生させるものについては、自分が何に反応しているのか観察してみてください。簡易型の測定器で家の中の電磁波を測って、家電の置き場所を変えたり、屋外から侵入する無線周波数電磁波を遮蔽するのも有効です。

たとえば、冷蔵庫から発生するモーター音や電磁波に反応する方が多いですが、納戸に入れたり、廊下や玄関に置いたりして、日常的に過ごす空間から遠ざける方法もあります。ある電磁波過敏症、化学物質過敏症の患者さんは、冷蔵庫の冷凍室でペットボトルに入れた水を凍らせた後電源を切り、凍らせたペットボトルを、冷蔵室に移して庫内の食品を冷やしていました。節電効果もありますし、冷蔵庫の中が乾燥しないので葉もの野菜も瑞々《みずみず》しく保存できます。

電磁波を測定し記録をつける

家電製品や送電線からは低周波電磁波が、無線通信機器からは無線周波数電磁波が発生しています。自分がどのような電磁波に被曝している時に、どんな症状が出るのかを知っておくことも大切です。屋外の発生源に目が行きがちですが、家庭の中にもデジタル式コードレス電話やＷｉＦｉなど、さまざまな無線周波数電磁波の発生源があるので、場所や時間帯を変えて何度か測定してみてください。自分であちこち測っているうちに、コツがわかってきます。

例えば、近くに携帯電話基地局がある場合、携帯電話を使う人が増える夕方から夜間にかけて被曝量が上がることもあります。送電線がある場合も、冷房や暖房を使う冬場や、人々が帰宅し調理を始める夕方から夜間にかけて、被曝量が高くなります。

二〇二〇年からは第5世代移動通信システム（5G）が始まり、今までよりも高い周波数帯が使われることになりました。

第4世代移動通信システム（4G）では、七〇〇MHzから二GHz（二〇〇〇MHz）を使っていましたが、5Gでは今までより周波数の高い三・七GHz、四・五GHz、ミリ波帯の二八GHzを利用します。これまで市販されていた簡易測定器で測れるのは、一般的に三・五GHz以下なので、従来の測定器では5Gを測定できません。

二八GHzのミリ波を測定できる簡易測定器はまだありませんが、一〇GHzまでを測れる機器はありま

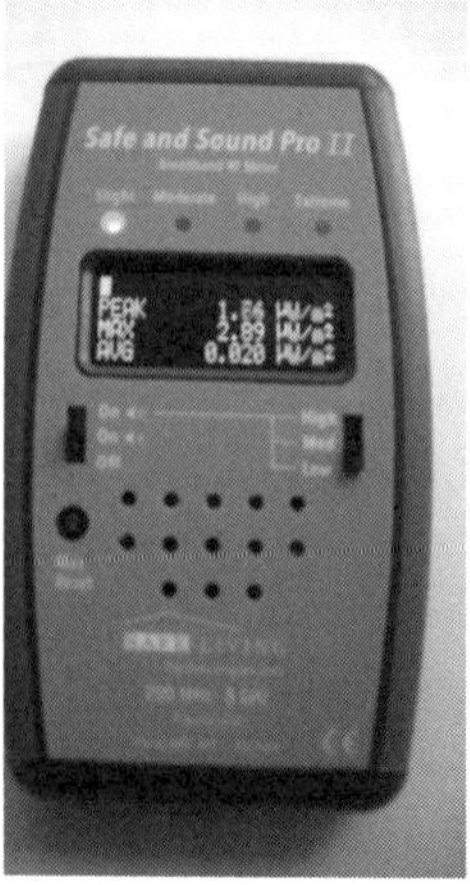

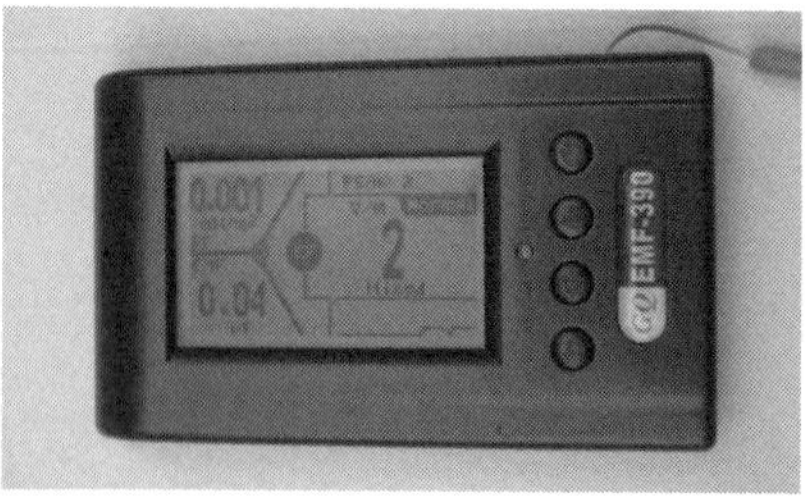

ＥＭＦ３９０は多機能でコンパクトだが、操作がやや煩雑

Safe & Sound ProⅡは操作が簡単で扱いやすい

す。ＧＱエレクトロニクス社のＥＭＦ３９０は一〇GHzまで測定でき、無線周波数電磁波や低周波磁場を測定できます。定価一四八ドルです。

セイフリビング・テクノロジー社のSafe & Sound ProⅡは二〇〇MHz～八GHzまで測定できます。単価は三八五ドルです。いずれもＡｍａｚｏｎでも販売していますが、価格が二倍以上になりますので、直輸入の方が安く入手できるでしょう。

時々、「電磁波を測定している業者を教えてほしい」と聞かれることがありますが、業者には高額な報酬を要求するところが多いようです。市民団体で測定しているところもありますが、前述したように、時間帯や日によって変動しますから、できれば測定器を手元において何度か測ってみたほうがいいと思います。

個人で買うのが難しければ、自治会や友人同士で購入して共同で使う、行政に頼んで自治体として購入し、希望する市民に貸し出す体制を作ってもら

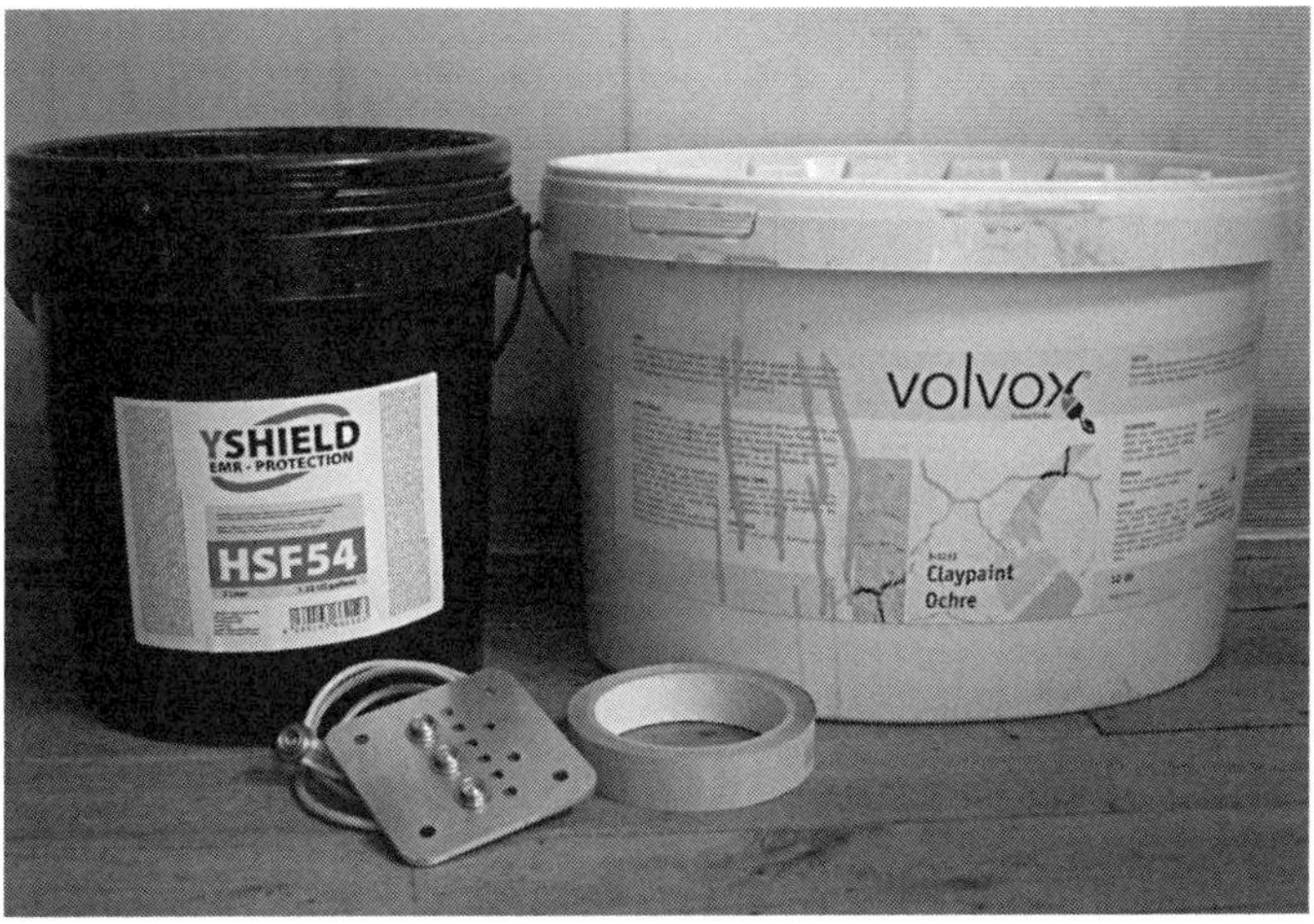

写真シールドペンキとアース器具

うといった方法もあるでしょう。

私の場合は、自分の体調が悪化した際に電磁波を測定し、脈拍や症状変化を記録しました。低周波磁場が高くなると脈拍も上がることを医師に示したこともあります。電磁波過敏症を知らない医師が多いですから、外科など過敏症に詳しくなさそうな診療科目の医師を受診する際、こういった記録があると理解されやすいかもしれません。

住宅の電磁波対策

前述したように、5Gでは今までより高い周波数を使います。電磁波は周波数が高くなるほど、波長が短くなり、エネルギーも強くなりますが、波長が短くなって真っ直ぐに飛ぶ性質が強くなるので、金属で反射させることができます。

窓の網戸を、樹脂からアルミ製防虫ネットに張り替えるだけでも、屋外からの電磁波を遮蔽できます。ただし、網戸は窓の片面しかシールドできませんから、窓のもう一面に、アルミ製防虫ネットをアルミテープで貼り付ける方もいます。アルミ製防虫ネットは、Ａｍａｚｏｎでも二〜三メートルを三〇〇〇円くらいで購入できます。金属は反射しますが帯電もするので、帯電が気になる人もいます。その場合はアースをしてください。

住宅の電磁波対策としては、シールドペンキが世界的に利用されています。カーボン（炭素）を入れたペンキで、壁や天井に塗るとカーボンが電場をキャッチします。壁にアースをとって、帯電した電気を地中に流すことで、室内を電磁波的にクリーンな環境にできます。シールドペンキやアース器具は住環境測定協会（電話０８２‐８９０‐１０２３、ＦＡＸ０８２‐８９０‐１０３３、https://www.homenw.net）で販売しています。

低周波磁場は、波長が長いので無線周波数電磁波のように遮蔽することはできません。できるだけ発生源から遠ざかるか、被曝する頻度を減らしてください。

症状と気持ちを日記に残す

日記のように毎日の症状を記録するのも、症状を把握するよい方法です。改善策をとってみて、一週間前や一カ月前の状況と比較し、効果があるか確認することもできます。

女性の場合は、生理の周期にあわせて症状も変化しやすいので、自分の症状を予測するためにも、日記をつけることをお勧めします。症状がどうなるかわからず、先の見通しも立たない状況では、不安感が強くなりますが、自分の心身の状態を客観的に観察し、記録することで、感情に飲み込まれるのを防ぐのに役立つでしょう。

私の場合は、生理の初日は電磁波の影響を受けやすいようです。銀行のATMや、空港の搭乗カウンター前で並んでいる時に、背後で携帯電話を使われて、動悸が激しくなって倒れたことがありますが、いずれも生理の初日でした。以来、この日は外出しないようにしています。

症状が重い時は、辛いことや苦しいこと、心配なことがたくさんあると思いますが、それらを文章にすることで、気持ちの整理にもなります。文章を書くのが苦手なら、絵でも音楽でも、自分の得意な方法で表現してみるのもいいと思います。

心の中に葛藤を抱えたままだと、感情的な混乱はより悪化します。自分が何を不安に思っているのか、不安の原因を明確にし、どうすればその不安を無くせるのか、対策を考えてみましょう。その積み重ねで、少しずつ、解決策ができあがり、症状が改善することもあります。第三章で紹介した北島さんのように、行動療法を取り入れるのも一案です。

精神的なケアの重要性

エリザベス・キューブラー＝ロスという精神科医は、死を宣告された患者が死を受けいれるまで五段階の心理的プロセスを経験する、といっています（図14参照）。最初は、ショックを受けて宣告された事実を否認しようとします。次に怒りが現れ、家族や周囲に怒りをぶつけることもあります。そ

図14　五段階の図

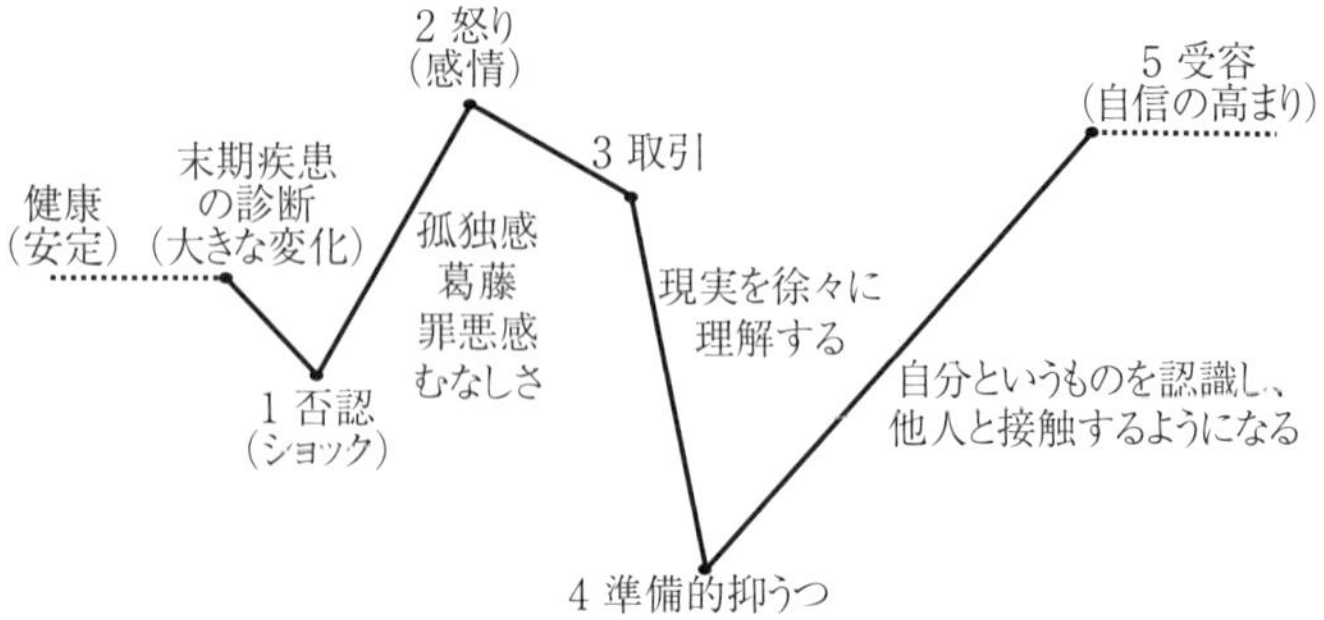

出典）エリザベス・キューブラー＝ロス『死、それは成長の最終段階』（中公文庫）

して「子どもが成長するまで生かしてほしい」といった取引の段階に入り、抑うつ状態を経て受容の段階にいたるというものです。患者の近親者もこの五段階を経験するそうです。

過敏症は幸い、治らない病気ではありません。ある程度の過敏性が残るとしても、八〇％の人は回復します。しかし回復のためには、それまでの生活を全面的に見直さなくてはいけない、劇的な変化です。身体的、精神的、経済的負担が突如発生し、場合によっては仕事や家族関係でも変化を余儀なくされることがあります。

キューブラー＝ロスが示したこの「五段階」は、病気などの受け入れがたい事実を受け入れる時も、程度の差こそあれ、多くの人が経験することだと思います。

キューブラー＝ロス医師は「ショックと怒り、否定と抑うつの段階を経過し、何らかのセラピーの援助によって、最後には変えられないものを受容するという段階に到達するのだ」と述べています。

キューブラー＝ロス医師は患者に対して、怒りを吐き出させるようにし、抑うつ状態の時に「最良の援助は、患者の悲しみをみとめ、祈り、やさしく手をふれ、そばに座っていること」だと示しています。

苦しんでいる時、自分が今、五段階のどこにいるのかを知ることも、メンタル・ケアに役立つでしょう。怒りを感じているなら、「あの基地局が憎い！」でも、「どうして私が、こんな目にあうんだ！」でも、言葉で表現してみてはどうでしょう。ただし、周囲に迷惑をかけない形で、適切に表現してくださいね。私たちは、怒りは抑えるものだと教えられてきたので、上手に怒りを表現するのが苦手ですが、適切な方法で解放すると、心の負担は軽くなります。

また患者さんのご家族にとっても、この五段階を知ることは有益でしょう。「このところイライラしているけど、今は怒りの段階なのか」とわかれば、対応しやすいでしょう。患者さんのご家族の心理的な負担も大きいと思いますが、回復のためにも、ご家族のサポートが重要です。ぜひ、ご家族のご協力とご理解をお願いします。患者自身も周囲への感謝を忘れないようにしましょう。

瞑想と深呼吸

怒りや嘆き、不安といった苦しみを開放する方法の一つに、瞑想があります。禅の数息観という瞑想では、背筋を伸ばして座り、息を一回吐く度に「一つ」、「二つ」と一〇まで数え、また一から数え直します。深く長く息を吐くことで次第にリラックスしていきます。息を吐くことと数えることに意識を向けますが、将来への不安や病気になったことへの怒りなどが浮かんでくるかもしれません。

感情が浮かんできたら、「自分は怒りを持っているな」と高い所から見下ろすようなつもりで、自分の感情を観察していると、不思議と葛藤が消えていきます。

化学物質や電磁波へ被曝すると、交感神経が優位になるために、心拍数が上がって血圧が上昇し、呼吸が浅くなり、筋肉が緊張します。精神的ストレスが高いと、免疫機能も低下します。意識的に深く長い呼吸をすることは、副交感神経を優位にすることで血圧を下げ、リラックスする効果があります。

アメリカのニューイングランド・ディーコネス病院付属「こころ・からだ・クリニック」所長のジョーン・ボリセンコ医師によると、瞑想によって心拍数や血圧、呼吸数が下がり、酸素の消費が減少し、脳波がベータ波（考えたり何かに集中している時の状態）からアルファ波（リラックスしている状態）へ変わり、筋肉へ流れる血液が減って皮膚へ流れる量が増え、暖かさを感じるようになるそうです。ボリセンコ医師は、著書『からだに聞いて　こころを調える』（誠真書房）で、瞑想の方法や効果、体をリラックスさせるエクササイズなどを説明しています。

その他にも最近はお坊さんが書いたわかりやすい瞑想の入門書や、瞑想をガイドしてくれるＣＤ付きの本もありますので、そういったものも参考になるでしょう。

代替医療

心身の症状を改善させるため、代替医療を利用している人もいます。ＶＯＣ‐電磁波対策研究会（現在は、いのち環境ネットワーク）が二〇〇九年に行なったアンケート調査（有効回答七五）では、七二

％が自己判断で代替医療を実践していました。内訳は、サプリメント摂取（四六％）や運動療法（三九％）、入浴療法（三五％）、食事療法（三五％）、ホメオパシー（三三％）、気功（三二％）、漢方（二六％）、フラワーエッセンス（二二％）、ヒーリング（一七％、体のエネルギーのバランスを調整する方法）などです。また、病院で診療を受けている電磁波過敏症患者のうち、六二％は食事療法やサプリメント摂取、運動療法、入浴療法などをするようアドバイスを受けていました（論文投稿中）。

国によって代替医療の定義は異なります。日本や韓国、中国では漢方（韓医学、中医学）は伝統医療で、病院でも利用されていますが、欧米諸国では代替医療に分類されます。ドイツやフランスでは、ハーブ医学やタラソテラピー（海水や海の泥などを用いた治療）、自然療法（一九世紀ヨーロッパの健康ケアと伝統的治療の組み合わせ）も医療の現場で利用されていますし、イギリスでは体のエネルギー・バランスを調えるヒーリングに保険適用が認められ、大学病院でもガンの治療に用いられています。ホメオパシーはフランスやイギリスでは保健が適用されています。

アメリカでは一九九〇年に代替医療を利用したのは約三四％ですが、一九九七年には約四二％に増えています。一九九九年のイギリスのBBCの調査では、イギリス人の約二〇％が利用しています。日本の代替医療利用者は約六五％だそうです。

アメリカ国立衛生研究所（NIH）では、一九九二年から代替医療の有効性の研究を開始し、現在は「国立補完代替医療センター（NCCAM）」が、アーユルヴェーダ、カイロプラティック、漢方、鍼灸、ホメオパシー、気功、レイキ（霊気）などの効果を研究しています。

日本でも、遅まきながら二〇一〇年に厚生労働省で統合医療プロジェクトチームが結成され、近代西洋医学と伝統医学や代替療法の「それぞれの長所を生かし、統合した、新しい医学・医療」をめざして調査が始まりました。統合医療は病気の治療だけでなく、「予防や予後を含め、個人の自然治癒力を最大限に生かす」と位置づけられています。

ただし現状では、代替医療と一言でいってもさまざまな種類があり、玉石混交です。高額な料金を請求されたり、自分以外の治療を否定する極端な治療家もいますので、自己判断で受ける際は、慎重に選んで下さい。主治医がいる場合は、事前に相談することをお勧めします。

具体的な化学物質・電磁波対策については、拙著『新 電磁波・化学物質過敏症対策』（緑風出版）もご参照ください。

参考文献

エリザベス・キューブラー＝ロス『人生は廻る輪のように』（角川文庫）

ジョーン・ボリセンコ『からだに聞いて　こころを調える』（誠真書房）

http://nccam.nih.gov/

藤原聖可『代替医療』（中公新書）

上馬場和夫『代替医療&統合医療イエローページ』（河出書房新社）

David M, Eisenberg ら "Trends in Alternative Medicine use in tha United States, 1990-1997 Results of a Follow-up National Survey" JAMA Nov. 1998 Vol. 280 No. 18. 1569-1575.

E. Ernst and A. White "The BBC survey of complementary medicine use in the UK" Complementary Therapics in Medicine (2000) 8, 32-36.

2　交通機関の携帯電話電磁波

六五%が体調不良の経験あり

千葉県に住む林ルミコさん（仮名、五四歳）は、電磁波過敏症と悪性転移性平滑筋肉腫というガンを発症しています。職場や当時住んでいたマンションの周囲には携帯電話基地局などの電磁波発生源があり、被曝し続けた結果ではないかと考えています。

現在はガン治療のため東京都内の病院に通院していますが、交通機関で乗客が使う携帯電話で苦しんでいます。「通院のために優先席に座っていても地獄のようで、周りに携帯電話の電源オフをお願いしてまわり、ヘトヘトになって病院にたどり着く」そうです。「列車が満員の時はそれもできず、痛みのために冷や汗がたくさん出て、ブラウスから下着まで全部、着替えないと診察ができないほどになります。ガンは恐ろしい病気です。でも、それよりも私は電磁波過敏症から逃れたい」と言います。

二〇〇九年、VOC‐電磁波対策研究会（現在は、いのち環境ネットワーク）では、電磁波過敏症のアンケート調査を行ないましたが、六五%（有効回答七五人）が、交通機関の中で乗客が使う携帯電話で体調不良を起こしていることがわかりました。

そのうち「症状が重く、交通機関を利用できない」人は一二％でした。症状は、頭痛、動悸、めまい、耳鳴り、吐き気、嘔吐などさまざまです（Pathophysiology,2012,vol.19,No2,95-100）。金属製の車内では、電磁波が乱反射して被曝量が増え、体調悪化の一因になるのです。

阪急電鉄のように携帯電話の電源オフ車両を設けている鉄道会社もありますが、ほとんどの場合、優先席付近のみ電源オフというルールが導入されています。しかし実際には優先席に座って携帯電話を使う乗客が後を絶ちません。

患者は「できるだけ外出を控える（四七％）」「交通機関を利用せず、できるだけ徒歩や自転車を利用（三七％）」などの自衛策を取っていますが、限界があります。発症すると、数メートル離れた携帯電話の電磁波にも反応するので、たとえ「優先席付近のみ電源オフ」が実行されたとしても、体調不良は発生します。病院へ行くにも、車内の携帯電話電磁波に悩まされ、移動が著しく制限されているのが現状です。

しかも、無線通信機能を備えたゲーム機やモバイルＰＣなど、携帯電話以外にも電波発生源は多数存在し、利用者の増加が予想されます。携帯電話だけでなく、これら無線通信機器の使用を制限した電源オフ車両や、ホーム、待合室等の整備が必要です。アンケートでは九五％が、「電磁波過敏症という病気と電源オフの必要性について、乗客に知ってもらうこと」が必要と答えています。

交通機関を安心して利用できるようになれば、通院や通学、通勤時の負担も大きく減少します。例えば鉄道や地下鉄の場合、一両だけでも携帯電話の電源オフ車両を導入してもらえれば、私たち患者はどれほど助かるかわかりません。患者はパンタグラフやモーターから発生する低周波電磁波にも反応しますが、それらが設置されていない車両もあるので、これは車両を変えれば避けられます。ですから携帯電話電磁波の影響がなくなれば、安全に目的地へ移動できるようになるでしょう。

鉄道会社各社の反応

二〇一〇年一月、ＶＯＣ‐電磁波対策研究会（現在は、いのち環境ネットワーク）では電磁波過敏症アンケートの結果や参考資料を添えて、患者への配慮をお願いする文書を、ＪＲ（六社）、大手私鉄（一四社）、地下鉄事業者（九社）に送りました。交通機関で使われる携帯電話によって体調不良を起こす電磁波過敏症患者がいることを伝え、発症しても利用できるよう、改善策を検討していただくようお願いするためです。また、どのような対策が可能なのかアンケート形式で尋ねましたが、回答をしてくれたのはわずか六社でした。

電磁波過敏症について「知っていた」のは三社、「知らなかった」は一社、「名前は知っているが、実態はよくわからなかった」は一社、無記入が一社でした。

携帯電話電磁波対策を行なっているかどうかについて尋ねると、「優先席付近のみ電源オフ」が五社（地下鉄四社、ＪＲ一社）で、対策を実施した理由はいずれも「心臓ペースメーカー装着者に配慮」でした。「全車両電源オフ」は一社で、二〇〇〇年六月から心臓ペースメーカー装着者に配慮して行なっているそうです。

次に、過敏症に配慮した対策（表10参照）が実施可能かどうか尋ねました。「電源オフ車両」の項目

表10　過敏症に配慮した対策

アンケートで質問した対策	実行する	検討する	不可能
1）携帯電話を含む無線通信機器（通信機能のあるゲーム機、モバイルPC等を含む）の使用を制限する「電源オフ車両」の導入	1社		4社
2）ホームや待合室等に電源オフエリアを設置			5社
3）電磁波過敏症と電源オフの必要性について、何らかの形で乗客に知らせる		1社	3社

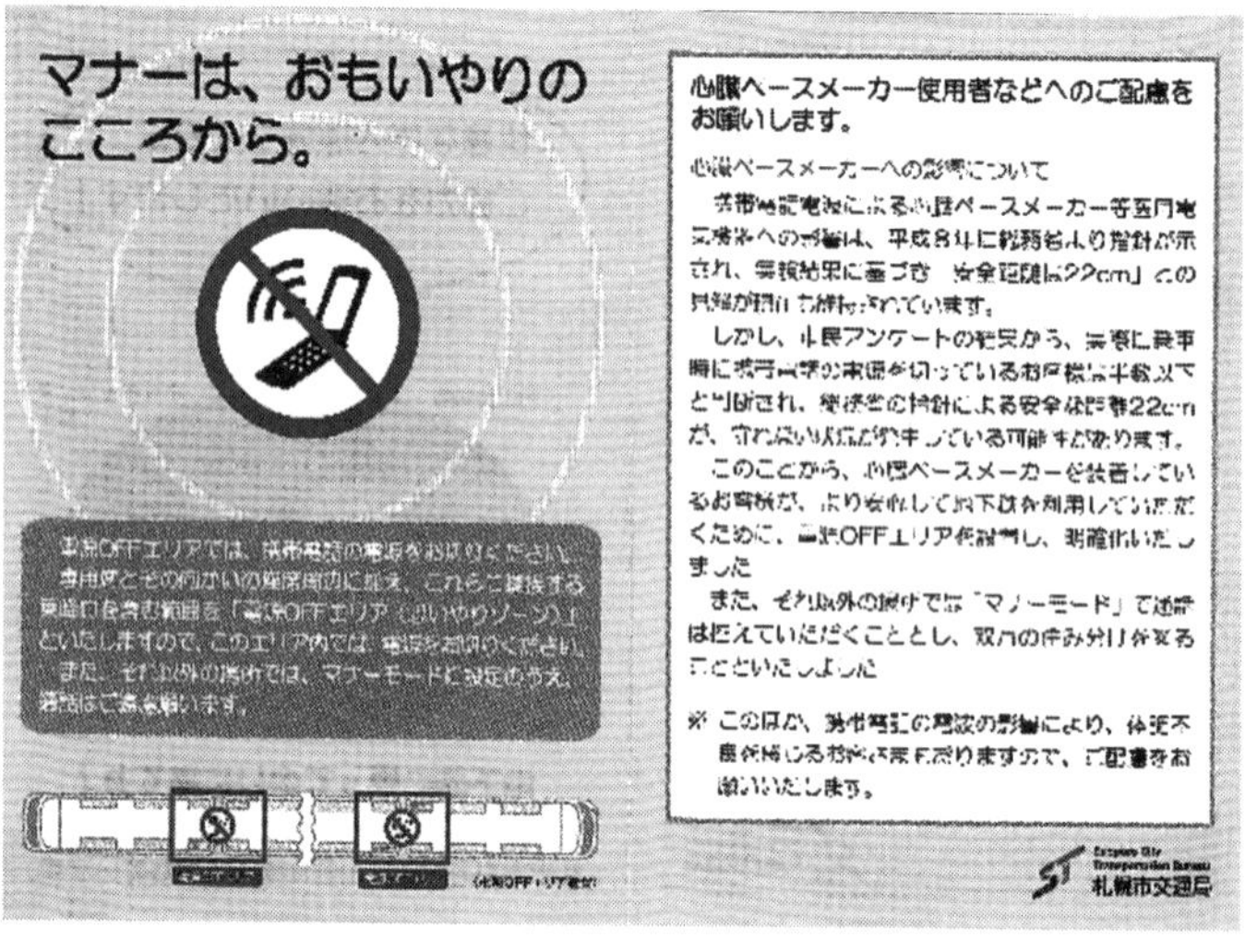

札幌市交通局が配布しているリーフレット。「携帯電話の電波の影響により、体調不良を感じるお客様もおりますので、ご配慮をお願いいたします」と書かれています

の「実行する」に印をつけたのは横浜市交通局で、「携帯電話に限り実施済み」だそうです。「電磁波過敏症と電源オフの必要性について、何らかの形で乗客に知らせる」は、JR一社が「検討する」とし、地下鉄三社は「不可能」とし、札幌市交通局別紙参照として文書とチラシを添えてきました（次頁写真参照）。

対策実施を「不可能」と答えた理由は、さまざまです。世界保健機関（WHO）が「電磁波過敏症の症状が電磁界ばく露と関連するような科学的証拠はない」という見解を発表しているから、というのが一社ありました。

ある会社は、女性専用車両や弱冷房車両を設定していてこれ以上専用車両を増やすのは不可能と答え、別な鉄道会社は列車の編成車両数が短いのでオフ車両を設定できないし、乗客が電源オフをしているかどうかわからないのでマナー啓発活動をしていくしかない、と回答しています。

札幌市交通局は、地下鉄車内で一律電源オフというルールを導入していましたが、二〇〇九年四月から、携帯電話の規制緩和が決まり、車内で利用できることになりました。電磁波過敏症や心臓ペースメーカーの団体が反対したにもかかわらず、十分な説明がないまま規制緩和され、優先席付近のみ電源オフというルールが導入された経緯があります。ただし、札幌市交通局は前述した「啓発パンフレット」（次頁写真参照）を作成し、電源オフエリアで携帯電話を使っている人がいれば渡して、オフをお願いするとしています。

なおJR東日本にはアンケートに協力してもらえませんでしたが、同社は、乗客が高速インターネットを利用きるよう、二〇〇八年から「電波の届きにくい駅改札内の地下コンコースやホームなどで」ＷｉＭＡＸ（高速無線通信）の通信局を設置し、これまでに山手線、総武線、横浜線、京浜東北線などに導入しています。

二〇一一年一〇月には、ＷｉＦｉを利用して乗客のスマートフォンに運行情報などを配信するサービス「山手線トレインネット」の実証実験を行ないました。今後、このサービスが導入されるかどうかは未定です（二〇一一年一一月現在）が、電磁波過敏症患者への配慮をお願いしたいものです。

電源オフを呼びかけるカード

形骸化したルールをどうするのか

参議院議員の紙智子さんは、二〇〇九年一二月、携帯電話基地局など、電磁波問題に関する政府の対応を尋ねる質問主意書を提出したなかで、交通機関の電磁波問題についても質問しています。

「電磁波過敏症の発症者にとっては、鉄道車両内での携帯電話使用による健康影響が重要な問題になっており、さらなる対策が求められる。現在、各鉄道事業社でとられている車両内での部分的な携帯電話の電源オフは事実上形骸化している」と指摘し、すべての運行で最低一両以上の携帯電話電源オフ車両を導入している阪急電鉄のような取り組みを、「鉄道事業社に促進する必要があるのではないか」と尋ねました。

しかし回答は、「各鉄道事業者の自主的な判断の下、優先席の付近等での電源の切断を呼びかけるため、車内放送の実施、ポスター・ステッカーの掲示等の取り組みがなされている」「国土交通省としては、社団法人日本民営鉄道協会が行なっているマナー啓発活動に対し、従前から後援を行なっているところであり、引き続き、鉄道事業社が行なう鉄道車両内における携帯電話使用のあり方を含むマナー向上の啓発について、協力してまいりたい」という消極的なものでした。

電源オフをお願いするために

車内で携帯電話を使っている方は、電磁波過敏症の患者がどれほど苦しんでいるのかを知らないだけなので、患者の現状を知れば協力してくれると考えています。VOC‐電磁波対策研究会（現在は、いのち環境ネットワーク）は、二〇〇七年に電源オフをお願いするカードとリーフレットを作りました。何も言わなくてもカードを見た乗客が、携帯電話の電源を切ってくれることが度々ありました。カードを見せながらお願いすると、ほとんどの方が笑顔で協力してくれました。

私はある時、東京で電車で移動中に、このカードを見せながら電源オフをお願いしていましたが、途中で眠ってしまいました。すると、私が眠っている間に、隣の会社員風の男性が他の乗客に「この人は電磁波過敏症だから電源を切ってください」と頼んでくれていたのです。その声に気づいて目覚めましたが、この時は本当に嬉しく感激しました。理解されにくい病気だと思っていたのに、まさか自分の代わりに頼んでくれる人がいるとは思わなかったのです。

関西に住む電磁波過敏症と化学物質過敏症を発症した女性は、阪急電鉄に乗る際、携帯電話の電源オフ車両を利用していますが、オフ車両でも携帯電話を使う乗客もいるそうです。携帯電話の電源オフを求める表示カードを見せて、「切りのいいところで切ってください」と笑顔でお願いし、降車する際には、切ってくれた人に感謝の言葉を伝えています。

「皆、会釈をしたり、『お大事に』と言ってくれる」そうです。「突然、『電話を切って』と言われると、怒られたように感じる人もいるでしょうが、お礼を言われると、驚いたような、嬉しそうな顔になります。気持ちよく切ってもらえれば、次からもオフを実行してくれるかもしれない」と考えているそうです。

私も、電磁波過敏症患者に対する認知が広まれば、協力して下さる方はもっと増えると信じています。行政や事業者への働きかけと平行して、過敏症を広く知ってもらう努力も必要です。

表11　基地局の撤去・中止事例（2015年現在）

現状		件数
係争中		1
中止	計画段階	12
	工事中	7
撤去	稼働前	2
	稼働後	6
移転	稼働前	1
	稼働後	1
計		29

3　携帯電話基地局の規制が必要

これまでの撤去・中止事例

基地局の反対運動は二〇〇件以上ともいわれていますが、筆者が把握している限りでは一九九九年以降、全国で三八件の反対運動が起きています（二〇一五年現在）。一一件が裁判または調停になり、そのうち二件は和解して撤去されました（表11参照）。

なお事業者別の内訳は、ＮＴＴドコモが二二件（約五八％）、ＫＤＤＩが一一件（約二九％）、ソフトバンクが五件（約一三％）、Ｅモバイルが一件（約三％）です。

表　11で示したのは住民の反対によって工事中止や撤去など、何らかの変更が行なわれた事例の一部に過ぎません。把握できていない事例も多数ありますし、現在、反対運動が進行中で結果が出ていないものは含まれていません。

住民が反対した理由は、健康被害が発生する怖れがあること、健康リスクについて事業者の説明が不十分だというものが大半ですが、健康被害が実際に多発して撤去・移転になったものが七件（約二四％）あります。また、工事中の建設現場または計画地周辺に電磁波過敏症患者がいることを理由に、中止になったものは三件（約一〇％）ありました。

建設されたものの稼働前に撤去になったものは二件（約七％）、稼働後に撤去されたものは六件（約二一％）あります。建設コストを考えても、建設後に移転・撤去になるのは事業者としては避けたいところでしょう。そのためにも、国レベルでの基地局の設置場所を規制する必要があります。

表12　携帯電話基地局・電磁波に関する条例など

施行年	名称
1998	熊本市携帯電話用通信鉄塔の建設に関する周辺説明取り扱い
2002	滝沢村環境基本条例
2003	盛岡市中高層建築物等の建築等に係る住環境の保全に関する条例
	久留米市建築紛争の予防と調整に関する条例
2005	仙台市携帯電話中継塔の築造に関する協定書
2006	有田町中高層建築物の建築に係る紛争の予防及び調整に関する条例
2007	篠栗町携帯電話中継基地局の設置に関する条例
	いわき市携帯電話基地局等の建設に係る紛争防止に関する要綱
2010	鎌倉市携帯電話等中継基地局の設置等に関する条例

しかし、電波行政を所管する総務省はいつでも、どこでも、誰でも情報通信ネットワークにアクセスできるユビキタスネット社会をめざしていて、通信インフラを推進する立場ですから、規制には消極的です。

二〇〇三年に、「携帯電話用基地局の設置に際しての地域住民への周知について」という文書を各事業者へ送り、住民が電波の安全性に対する不安を理由に設置に反対するケースが見られるので、「設置予定の携帯電話基地局が電波防護規制を遵守するものである旨を周知すること」を求めています。

この文書で、総務省は「今後も〔中略〕電波の安全性について国民に広く周知を図ってまいります」としており、「電波防護規制を守れば安全」という仮定に基づいて電波行政を押し進めていることがうかがえます。

自治体で条例制定の動き

基地局設置をめぐる住民と事業者の紛争を避けるため、

各地の自治体では住民説明会の開催や情報開示を事業者に求める条例や協定書が発行されています（表12参照）。

福岡県篠栗町では、二〇〇七年二月、「携帯電話中継基地局の設置に関する条例」という、とりわけ画期的な条例が施行されました。条例の前文では、「紛争を防止し、町民にとって安心・安全なまちづくりのため、携帯電話中継基地局の適正な設置・改造および管理運営に関する条例を制定します」とあります。

条例の対象になるのは、高さ一五メートル以上の携帯電話基地局で、電波の届く範囲に住む住民に対して説明会を開くよう要請しています。町は事業者に事前計画書を提出するよう求め、町が把握した計画は住民に公開します。教育施設や病院、通学路からできるだけ離すことも求め、事業者が町の要望に従わない場合、事業者名を公表します。

それまでの条例は、中高層建築物規制条例を踏まえて、基地局という「建築物」を設置する際の紛争防止という観点から、基地局の高さ×二倍の範囲の住民へ事前に設置計画を伝えるよう求めるものが大半でしたが、篠栗町の条例は、基地局から発生する電磁波で「子どもの脳腫瘍や白血病、発ガンのおそれ」があることにも言及している点で、大きく踏み込んだ内容になっています。

二〇一〇年四月には、神奈川県鎌倉市で「携帯電話等中継基地局の設置に関する条例」が施行されました。

この条例では、携帯電話基地局だけでなく、ＰＨＳや無線ＬＡＮ局など、屋外にある全ての中継基地局が対象になり、高さ制限を設けていないので、小さな基地局も含めて適用されます。事業者は、工事着工の六〇日前までに工事計画届出書を市へ提出しなければいけません。また、住民に対して設置計画と発信する電磁波の情報を説明するよう求められます。説明会を開いたら、説明実施報告書を鎌倉市に提出し、説明会に参加した市民は報告書を閲覧して、虚偽報告があれば市に知らせることができます。

鎌倉市の条例制定のニュースは各地の自治体に影響を与えました。二〇一〇年六月の地方議会では、北海道議会、茨城県の水戸市議会、東京都の東大和市議会、町田市議会、国立市議会、国分寺市議会、神奈川県の平塚市議会、兵庫県の川西市議会、宝塚市議会などで携帯電話基地局の問題が取り上げられ、鎌倉市や篠栗町のように条例を制定する必要性や健康被害の実態が問われました。

鎌倉市条例ができた背景

鎌倉市の条例は、「携帯基地局の電磁波を考える鎌倉の会」の陳情が二〇〇八年に全会一致で採択されたことを受けて制定されたものです。同会代表の梅田美由紀さん（五〇歳）は、東京で化学物質過敏症と電磁波過敏症を発症し、環境のよい鎌倉へ転居してきました。電磁波の影響の少ない家を見つけて住み始め、体調は徐々に回復していったのですが、二〇〇六年一〇月、自宅から約一七〇メートルの場所で、NTTドコモが第三世代携帯電話基地局の工事をしているのを目撃しました。周辺住民への説明は一切ありませんでした。

梅田さんら周辺住民は、工事の中止をドコモに要請し、数日間で約一九〇筆の建設に反対する署名を集めました。建設工事が行なわれていた自治会に所属する家は約九〇戸ですから、ほとんどの住民が反対した形になります。要望書を関係機関に送ろうと準備していた矢先、ドコモから「地元住民の大半の反対に配慮して、基地局の撤去を正式に決定した」という連絡が入りました。

鎌倉市では携帯電話基地局の設置をめぐる反対運動が頻発し、工事が中止になったり、建設後撤去されたケースがいくつかありました。そのなかには、基地局設置の際の行政指導や、条例制定を求める陳情を鎌倉市議会に行なった地域もあります。問題が頻発する背景には、鎌倉は小さな山が多く電波が届きにくいため、基地局を多く設置しなければいけないという地理的な事情もあるようです。

梅田さんたち住民は、いつ基地局が建つかわからない状況を変えようと、「携帯基地局の電磁波を考える鎌倉の会」を設立し、福岡県篠栗町と同様の条例を制定するよう、鎌倉市議会に陳情したのです。

電波行政は国の管轄ですが、電磁波の安全性が確立しないまま環境中の電磁波が増えている現状を踏まえ、予防原則に立って、「住民に近い自治体としてできることから始めてほしい」と訴え、全会一致で採択されました。

企業保護のため位置情報を非公開

陳情採択後、条例を策定する際も要望や働きかけを重ね、二〇一〇年四月、条例が施行されることになりました。条例は紛争の防止を目的に、住民が建設計画について知る機会を保障しています。

なお、携帯基地局の電磁波を考える鎌倉の会が求めた具体的な内容は、⑴基地局設置の事前説明と合意形成、⑵基地局の位置情報に市民がアクセスできること、の二点でしたが、位置情報の公開は事業者の理解を得られないという理由で、条例に反映されませんでした。

しかし、携帯電話基地局が市内のどこにあるのか、建設予定地がどこなのか、という情報は、電磁波過敏症患者や子どもがいる人、妊婦にとっては、健康と生命にかかわる必須情報です。

そこで、条例施行から二カ月後、同会は基地局の設置計画について市に情報公開請求をしたところ、市に提出された基地局の設置計画届出書は五件ありましたが、設置予定場所の住所は「鎌倉市」以下が塗りつぶされ、どこに建つのか知ることはできません。事業者が市に提出した計画届出書や説明会実施報告書を閲覧しても、場所がわからなければどうにもなりません。鎌倉市は位置情報を公開しない理由として「総務省電波利用ホームページにおいて、物理的な破壊活動を誘致する恐れがあるため不公表としている」ことを挙げています。

総務省はこの他にも「営業情報に該当するおそれ」「プライバシー保護への配慮」を公開しない理由として示しています。鎌倉市も、総務省に従って位置情報を公開しない方針を取ったわけです。

条例制定から一カ月後に発表された条例の取り扱い基準でも、基地局の位置情報は「鎌倉市」以下を塗りつぶして公開すると決定していたことがわかりました。条例制定を陳情し、策定中に働きかけを行なってきた同会でさえ、この取り扱い基準が発表されるまで、その内容を知る機会はありませんでした。

屋外の基地局がどこにあるのかは、公道からでもわかります。情報を公表したからといって、破壊活動が多発するとは考えられません。

ちなみに、総務省電波部移動通信課が把握している「破壊活動」は「平成一八年以降で基地局ケーブルが遮断された事例」の「一件」だけだと言います。公開したところで、この件数が爆発的に増えると言えるのでしょうか。

実際にテロがおきているフランスやドイツ、イギリスなど諸外国では携帯電話基地局の位置をインターネットで検索できます。日本でも同様に公開するべきです。前述したように、基地局の位置情報は健康や生命にかかわる問題です。それは企業の「営業情報」や起きる可能性がきわめて低い「破壊活動のおそれ」よりもはるかに重いはずです。

「公開することが妥当」

二〇一〇年七月、「携帯基地局の電磁波を考える鎌倉の会」事務局の保坂令子さんは、位置情報を非公開とした鎌倉市の決定を不服として異議申し立てを行ないました。

保坂さんは異議申し立ての過程で意見書を提出し、まちづくりの視点から住民の健康被害のリスクを少しでも減らすための適正配置を検討することが必要で、「そのためには市内の基地局の設置状況を市と市民が共有化する」ことが重要だと訴えました。

また、国の情報公開法改正の動きの中で、情報を公開しない場合の要件を厳しくする動きがある、と指摘しました。

保坂さんは「国が国民の知る権利の保障に向けて大きく前に踏み出した法の改正を行なおうとしていることを視野にいれれば（中略）詳細な設置場所情報を不公表とする理由に『物理的な破壊活動を誘発するおそれ』を掲げる総務省電波利用のホームページの記載は直ちに見直され、このルールの対象となる無線局から携帯電話中継基地局を除外するべきである」と主張しました。

その後、鎌倉市情報公開・個人情報保護審査会は、異議申立人である保坂さんや位置情報を公開しないと決定した市民相談課、位置情報の公開に反対して参加人として加わった事業者の意見を聞いた上で、二〇一一年四月、基地局の位置情報を「公開することが妥当」という判断を下しました。審査会では、公開することで「物理的な破壊活動の誘発の危険性が高まったと判断するまでには至らなかった」として、鎌倉市の判断には合理性がなく、「設置場所情報は公開することが妥当」と結論づけています。

今後、各地で同様の基地局条例が制定されていくでしょうが、漠然とした「破壊活動を誘発するおそれ」だけでは合理的な理由と言えない、と判断したこの答申は大きな影響を与えるでしょう。

鎌倉市条例では、事前に建設計画を住民が知ることができるように配慮していますが、うまく機能していない面もあります。事業者が建設計画を自治会長に伝えた際、自治会長が説明会を開く必要はない、と断ってしまうケースがあるのです。

「携帯基地局の電磁波を考える鎌倉の会」が、基地局の計画届出書や説明会実施報告書などを情報公開請求したところ、二〇一一年三月末までに二五件の計画届出書がだされていましたが、自治会長の判断で説明会は不要とされたものが一一件（四四％）ありました。そのうち一件は、第一回説明会で健康不安を訴える住民がいたのに、自治会長が次回説明会は不要と答え、実施されていません。

なお、説明会開催後、住民の反対を受けて計画廃止になったものが一件、自治会長が近隣住民へ説明するよう指示し、その後、計画廃止になったものが一件、計画地の地権者の都合で計画廃止になったものが一件ありました。

基地局問題は地域住民の健康にかかわる問題です。自治会長の独断で説明会をするかどうか決定するのでは、せっかくできた条例を活かすことはできません。情報ができるだけ広く行き渡るように、あらかじめ自治会内のルールづくりをする必要がありそうです。

鎌倉では条例制定に関わった会の他にも市民団体や個人が電磁波問題に取り組んでいます。これらの団体のネットワークである「電磁波を考える連絡会」は、携帯電話基地局がどこにあるのかをまとめた基地局マップを作っています。市内の基地局の位置を把握し、適正配置を市に求める際の資料にしたり、地域住民が基地局や電磁波について知る機会にしたい、と考えているそうです。

5G規制条例を目指して

二〇二〇年から第5世代移動通信システム（5G）が始まりました。5Gでは今までよりも高い周波数を使い、波長が短くなります。電波の到達範囲が狭くなるので、今までよりも短い間隔で基地局を設置しなくてはいけません。

新たに携帯電話事業に参入した楽天モバイルは、全国各地で携帯電話基地局の設置を急いでおり、

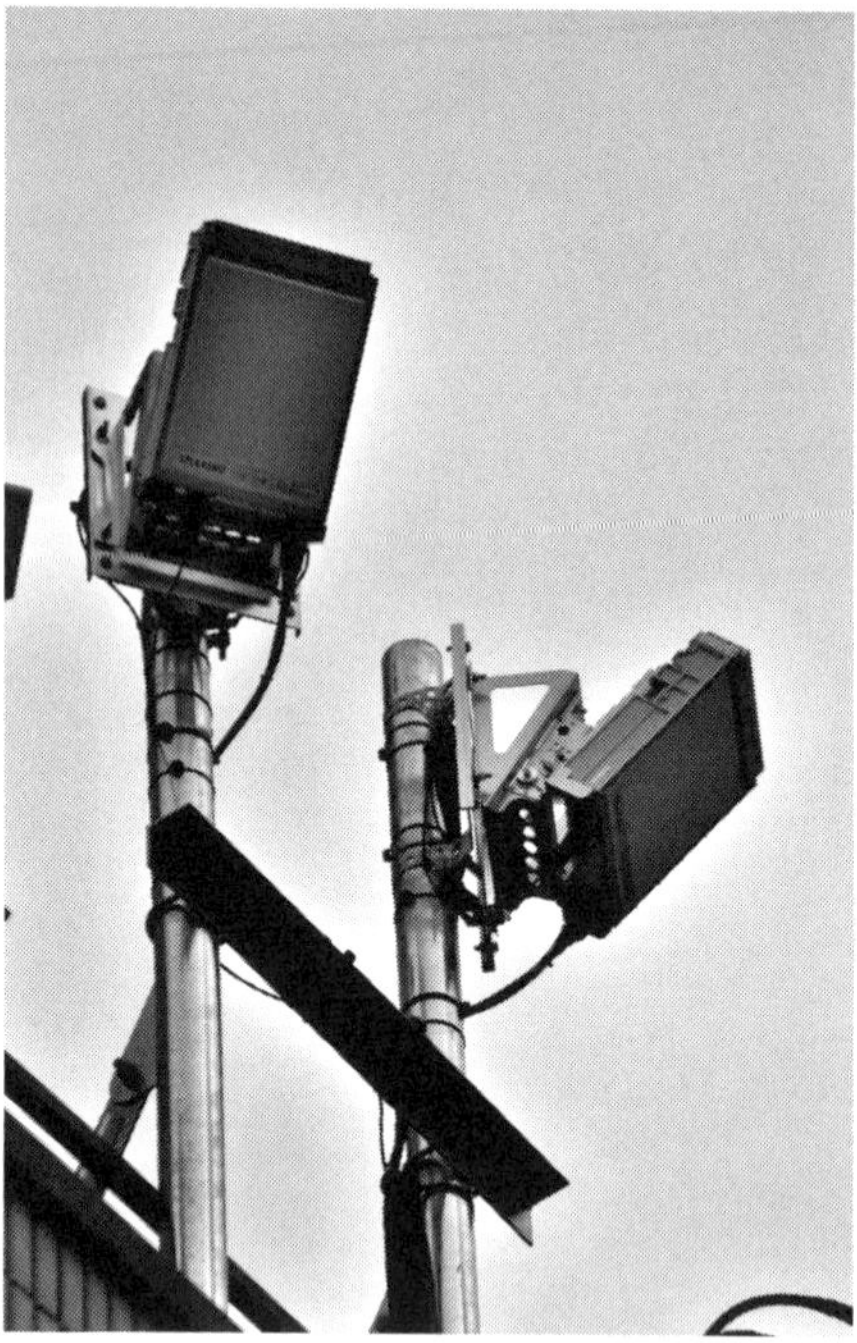

5G基地局（撮影：足立聡）

反対運動が頻発しています。

同年九月、「いのちと環境を考える多摩の会」共同代表の和田幸子さんは、「第5世代移動通信システム（5G）基地局設置に関する条例制定に関する陳情」を多摩市議会（東京都）に提出しました。内容は、情報公開と住民への説明会の実施、環境因子に敏感な人々の保護です。賛同署名三九七筆も提出されました。

(1) 情報公開

5G基地局を設置する際は、事前に事業計画を広く周知してください。また、設置した場合は5G基地局であることがわかるような表示をしてください。

(2) 住民への説明会

5G基地局を設置する前に必ず説明会を開き、地域住民の声を反映してください。

(3) 環境因子に敏感な人々の保護について

電磁波過敏症や乳幼児、妊婦、高齢者、病人など、電磁波の影響を受けやすい人を守るため、住宅地やこどもの通う施設（保育園、幼稚園、学校、遊び場など）、公共施設、病院、福祉施設周辺に5G基地局を設置することを禁止してください。

同じ時期に、他の市民からも同様の趣旨の陳情も提出されていたので、二つの陳情が生活環境常任委員会で審議されることになり、一二月にどちらの陳情も全会一致で趣旨採択されました。

ある議員は「条例にするには科学的根拠が必要だが、放置することもできない。これをきっかけに何らかの動きをとれればいい。陳情者は自分が電磁波で苦しんでいると言っていたが、私の知人は自宅に電磁波対策をしたので、家の中で携帯電話が使えない。そこまでしている方を見ると、騒ぎすぎ、大袈裟と言うことはできない。私たちも積極的な対応をすべきだが、陳情にあった内容のとおりにするとはいえない」と発言しました。

別な議員は「(1)情報公開と、(2)住民への説明会は網羅できるが、(3)の基地局設置の禁止は問題だ。我々は専門のドクターでもなく、禁止してくださいと言われても、禁止する根拠がない。しかし、苦しんでいる人に片足をよせなくてはいけない」と発言しました。

どの議員も、陳情の内容を一〇〇％受け止めるのは、根拠を明らかにする点で難しいが、影響を受ける人がいる限りは寄り添う必要がある、という意見でした。

環境政策課は、「基地局を設置変更する際は、周波数帯や出力に関する内容を情報提供に入れること、市民の不安解消のために、少なくとも基地局の高さ×二倍の範囲の住民への説明を徹底すること

（つまり、高さ一五メートルの基地局を建設するなら半径三〇メートルの住民に説明する）、基地局がわかるよう表示をすること、という要請を市としては考えている。市内にどのくらい基地局があるかを把握しなくてはいけないので、市内の設置数を市に報告して欲しい。この点を、工事の下請け業者ではなく、NTTドコモ、KDDI、ソフトバンク、楽天モバイルなどの事業者にしっかり伝える」ことを検討しています。

ちなみに同課は、市内にある基地局の数を調べるために、総務省の電波利用ホームページで検索し、5G基地局は三基（そのうちミリ波5Gは二基）あることがわかりました。しかし、設置場所の情報にたどり着くことはできず、総務省に聞いても教えてもらえなかった、といいます。地元自治体でさえ、基地局の位置情報を把握できないのは、まちづくりの観点からも問題があります。

健康被害を体験した議員たち

このように各地で基地局の設置を規制する動きが出ていますが、自身や家族が携帯電話電磁波で健康被害を受け、電磁波問題に取り組んでいる市議会議員もいます。

旭川市議会議員の山城えり子さん（五七歳、二〇二一年当時。現在は引退）は、環境問題に関心があり電磁波の影響についても以前から知っていました。基地局問題に直接、関わるようになったのは二〇〇一年からです。ある住民の自宅側にNTTドコモの基地局が建つ計画が浮上し、健康影響を心配していると相談を受けました。住民と一緒に地権者を訪ねて電磁波の健康影響を説明した結果、基地局を建てないことになったそうです。

その後、山城さんの家族も自宅側に建った携帯電話基地局で体調不良を経験しました。二〇〇二年秋、約二〇メートル離れた場所にNTTドコモの基地局が建ってから、数カ月後に愛犬が急死しました。翌年六月になると山城さんの視力は急に低下し、疲労感が強くなりました。同居していた母親（当時八五歳）は、動悸が激しくなり、病院でニトログリセリンを処方されるようになりました。長女（当時二五歳）は吐き気や頭痛を、長男（当時二一歳）は筋肉痛を訴えました。

一二月になると山城さんの夫（当時五六歳）は心筋梗塞の発作を起こして、市内の病院に緊急入院しました。驚いたことに、入院中に町内の男性二人が同じように心筋梗塞の発作を起こして、同じ病院に入院してきたそうです。一人は五〇代でドコモ基地局から約一五〇メートル、もう一人は八〇代で二五〇メートルの場所に住んでいました。さらに町内には、心筋梗塞で亡くなった人が一二月に二人いたそうです。高齢者を中心に亡くなる人が例年の二〜三倍多く、「気持ちが悪いくらいお葬式が続く」と近所でも話題になっていたそうです。二〇〇四年四月には、山城さんが三カ月前から飼い始めたばかりの犬が心筋梗塞で死亡しました。「引き取った頃は元気に跳ね回っていたのに、二カ月もするとよたよたと歩くようになった」と山城さんは言います。

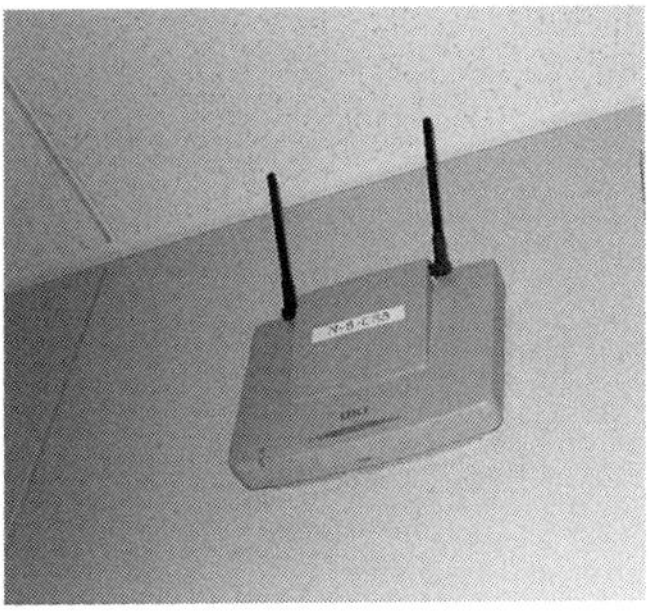
無線LANアクセスポイント

これらの異変の原因は、基地局の電磁波ではないかと考えた山城さんは、基地局を撤去してほしいと地権者に頼み、同意してもらいました。この基地局は同年六月に撤去され、その後、このような体調不良が多発することはなくなったそうです。基地局の側に住む山城さんの友人も亡くなっており「もっと早く対応するべきだったと後悔している」と言います。

一方で旭川市役所内にある、山城さんが席を置く議員控え室の前には、無線ＬＡＮのアクセスポイントがあり、山城さん以外の議員二人も頭痛などの症状を訴えていたので、議会事務局に頼んで撤去してもらったそうです。

山城さんは住民が知らない間に、合意もないまま基地局が設置される現状を変えようと、旭川市都市計画課へ働きかけています。そして、二〇〇九年九月に、「携帯電話中継基地局を設置しようとする事業者の皆様へ」という文書が、市から事業者へ通達されました。高さ一〇メートル以上の基地局を設置する場合、高さ×二倍の範囲の住民、教育施設、病院、社会福祉施設に工事内容などを説明するよう求めています。山城さんはこれでは不十分と考え、携帯電話基地局の設置に関する情報を市民に公開し、合意を設置の条件とさせるような条例の制定と、市内の基地局情報にもアクセスできるシステムをつくろうと考えています。

同年九月の議会では、携帯電話基地局の増加にともなって電磁波過敏症患者が増えていることを踏まえ、旭川市として市民の健康調査を実施すること、相談窓口を設ける意向があるか、などを質問しています。

この質問に対して、旭川市保健所は電磁波による体調不良を訴える市民の相談も受けており、「その場合、各個人が電気機器の位置を変えたり、子どもを電磁界の少ない場所で過ごさせるなど、それぞれの事情や状況に応じた行動を選択することが適切である」と答えています。

保健所が電磁波を避けることが適切であると考えていること、電磁波による体調不良の訴えを把握していることは、住民の健康を守るために必須です。旭川市にはさらに対応を進めて、発症者を救済すると同時に、これ以上電波が増えないよう基地局を規制してほしいものです。

宇都宮市議会で電磁波対策を求める質問と陳情

宇都宮市議会議員の西房美さん（七四歳、二〇一二年当時、現在は引退）は、不整脈のため二〇〇六年から心臓ペースメーカーを装着し、「日本心臓ペースメーカー友の会栃木県支部」の代表でもあります。

最初に異変を感じたのは、東京で山手線に乗っていた時でした。目の前で三人の女性が携帯電話でメールを始めた途端、胸に痛みを感じました。そこから離れた席へ移動すると楽になりましたが、その後も同様の異変が起きるようになりました。

西さんの自宅から約一〇〇メートル先には携帯電話基地局があり、基地局が見える部屋にいると症状が現れ、他の部屋に移動すると楽になりました。今では基地局が見える部屋の窓には、携帯電話の電磁波を遮蔽できるようステンレス製の網戸をつけています。

携帯電話で通話している人や、メールしている人が数メートル離れたところにいても、耳鳴りや頭痛、胸に突き刺さるような痛みを感じますが、その症状や発生する頻度は悪化しているそうです。

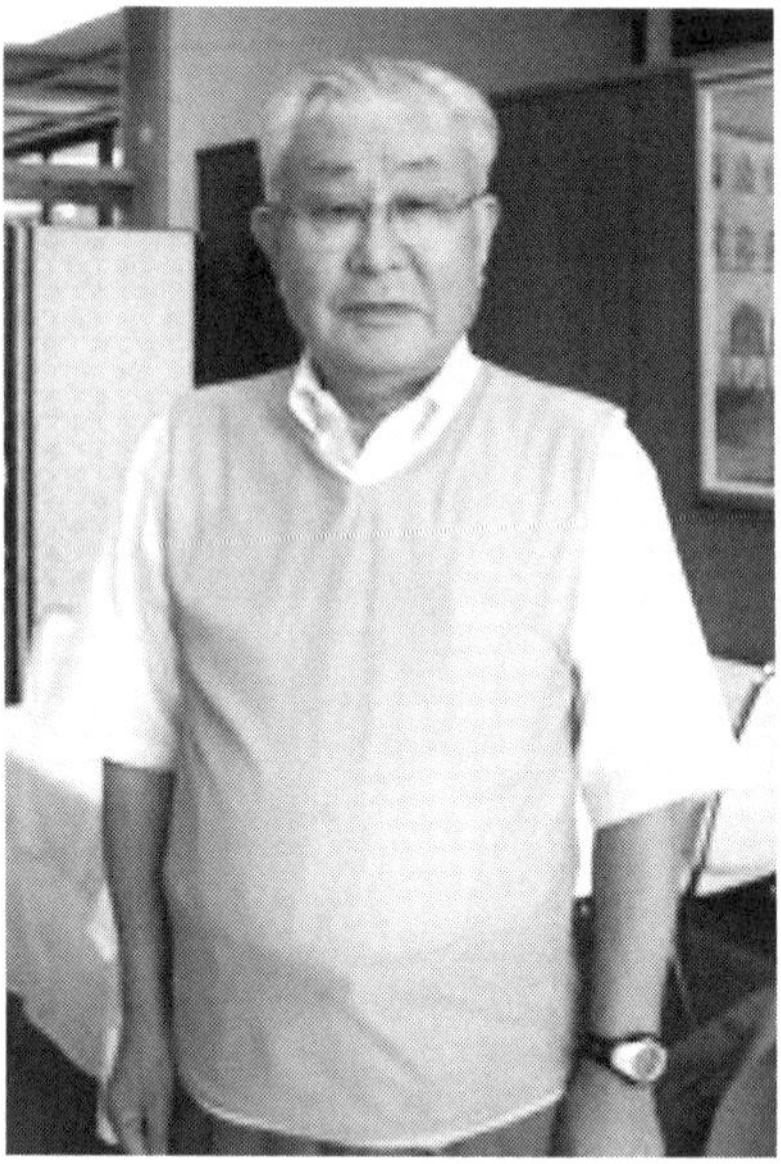

西房美さんは、外出する際、心臓ペースメーカー用の電磁波を防ぐベストを着ています。

西さんは自分の症状が「心臓ペースメーカーが電磁波の影響を受けたことと、電磁波過敏症の両方が原因で起きているのでは」と考えています。

外出時には心臓ペースメーカーを電磁波から守るベストを着ているそうですが、東京へ出張する際はそのベストを着ていても苦しくなり、さらに遮蔽力の高いベストを購入しました。交通機関や人が集まる場所では、周囲の携帯電話の影響で体調不良に悩まされ、知人の葬儀に参列しようとしても、電磁波に反応して体調が悪化するので五分程度しかいられません。議員として市議会や委員会に出席しようとしても、周囲の人の携帯電話に反応して体調が悪くなります。

宇都宮市議会では、議会を傍聴する際、マナーモードにするよう定められていますが、マナーモードでは定期的に電波の送受信が行なわれます。しかも、市庁舎だけでも三〇以上のアンテナがあり、市街地の建物にも多数設置されています。電磁波過敏症に苦しんでいる市民がいることもわかりました。西さんは、まず市議会の中から意識を変えていこうと、二〇一〇年六月の議会で、傍聴席での電源オフを実行するよう議長に口頭で求めましたが、受け入れられませんでした。

同年八月には二人の市民が、電磁波過敏症や心臓ペースメーカー装着者に配慮して、市議会での電源オフを実施し、発症した市民が傍聴できるようにしてほしいと陳情しましたが、不採択になりました。

九月議会で西さんは、携帯電話の電源オフを議会傍聴規則に盛り込むよう改めて文書で要望しました。傍聴規則は改訂されませんでしたが、お願いという形で「携帯電話の電源を切るか、マナーモード」にするよう明記されました。「携帯電話の電源を切る」という一文が加えられたことは一歩前進といえます。

西さんは「将来的には宇都宮市内の公的施設全てで電源オフを実施したい。バスや電車では電源オフをするよう働きかけたい」と考えています。

ちなみに、国会議員の控え室がある衆・参議院の議員会館では、各フロアに携帯電話を使うためのブースがあります。議員会館に確認したところ、このブースは電磁波の健康影響を懸念して作ったものではなく、エレベーターホールや廊下で緊急に通話が必要になった場合のために設置したそうです。

かつてタバコは、どこでも自由に吸うことができましたが、発ガン影響が認められ、喫煙場所が制限されました。いずれは、このようなブースが各所に設置され、指定された場所でしか携帯電話を使えないような時代が来るかもしれません。

このまま環境中の電磁波が増え続ければ、体調を崩す人はますます増えていくでしょう。国レベルでの対策が必要ですが、まずは住民の健康を守るために自治体レベルでの早急な対応が必要です。

増え続ける電磁波

病名として認定された化学物質過敏症と違って、電磁波過敏症はほとんど知られていないので、患者の多くは適切な診療すら受けられない状況にあります。化学物質については二〇〇四年に建築基準法が改正され、ホルムアルデヒドの使用が制限されるなど、規制の動きも徐々に出ています。

しかし、生活環境の電磁波は増え続ける一方です。政府は5GやWi-Fiなどの無線通信網を整備して、IoT（モノのインターネット）などで情報を集め、AI（人工知能）が情報を解析するスマートシティの構築を推めています。スマートシティでは、電磁波被曝量が劇的に増えるでしょう。

経済産業省は、家庭や事業所の電気使用量を三〇分間隔で把握し、電気の需要と供給を調整する「スマートグリッド」を構築しています。将来的には、家庭や事業所の太陽光発電や電気自動車の蓄電池から、電力需要のピーク時に電気を集め、電力使用量の少ない時間帯に蓄電できるようになるなど、効率よくエネルギーを利用できることになります。そのために、従来の電気検針器を無線通信機能のある新型メーター（スマートメーター）に変える必要がある、と経済産業省は考えています。

アメリカやカナダ、オーストラリアなどでは、スマートメーターが設置された地域で、電磁波過敏症が悪化したり、家にいると体調が悪くなるため、メーターが設置されていない地域へ転居しなければいけない人も現れるなど、社会問題になっています（拙著『危ないオール電化住宅　増補改訂版』で詳述）。

また、学校現場での電磁波も増え続けています。文部科学省は、小・中・高校に学校無線LANを整備し、児童・生徒に一台ずつタブレットパソコンを支給。二〇二一年四月からは一部の学校でデジタル教科書を使った実証事業を行なっています。

ほとんどの大学にはすでに無線LANが配備されていますが、電磁波過敏症の学生は授業を受けることが困難な状況です。成績が優秀で進学を勧められたのに、無線LANが原因で進学をあきらめた高校生もいます。小学校から無線LAN環境に曝されることになれば、子どもたちの健康は大きく傷つけられるでしょう。

電磁波や化学物質は子どもの脳の発達や健康に悪影響を与える可能性が非常に高いのです。このままでは、次世代の子どもたちを守ることができないでしょう。電磁波や化学物質のリスクを知り、影響を受けやすい子どもたちや過敏症を発症した人が生きていける社会をつくる必要があります。

あとがき

電磁波過敏症が世界的に急増している背景には、携帯電話など無線通信技術の発達と普及があるのではないか、と多くの研究者が指摘しています。個人的な体験から、また他の患者さんを取材した経験からも、やはり、携帯電話電磁波の影響は無視できないと考えています。これまでに、各地で携帯電話基地局周辺で測定や取材をしてきましたが、その急増ぶりには驚くばかりです。

ところが、大手メディアは一向にこの問題を報道しません。ローカルのテレビ局は何度か電磁波過敏症の問題を扱ってくれましたが、私が国土交通省へ行く際に同行取材までしてくれたのに、放送直前にボツになったこともあります。地方のテレビ局の場合、携帯電話一社あたり月に数百万円の広告収入があるとも聞きますから、携帯電話電磁波の有害性を指摘してその収入が途絶えるのは避けたいところなのでしょう。東京のキー局や新聞社では、携帯電話会社からの広告収入はさらに莫大なものになるので、なおさらのことでしょう。

それでも、電磁波過敏症は少しずつ認知されてきているようで、数年前は「電磁波過敏症です」と言っても「何ですか？」と聞かれたのに、最近は「ああ、そうですか」と言われることが多くなってきました。

また、回復して働き始めたり、基地局の反対運動に立ち上がる患者さんも出てきました。電磁波過敏症も化学物質過敏症も厄介な病気ですが、元気になった方の様子を伝えて、今、苦しんでいる方の励みになれば、と思いながら執筆しました。

過敏症は環境因子が原因なので、個人でできることと、社会全体で取り組まなければいけないことがありますが、カナダやアメリカの報告書が示しているように、過敏症患者にとって安全な環境は、他の人にとっても安全で快適なはずです。

次世代の子どもたちを守るためにも、より良い環境と社会システムをつくるよう、働きかける必要があります。本書が過敏症の存在を多くの人に知ってもらう一助になれば幸いです。二〇二〇年から始まった5Gは、今までより深刻な健康・環境影響を起こすといわれています。増補改訂版では5Gに関する情報や最新の動きを加筆しました。

なお、本書第1章で紹介した各国の動向については、いのち環境ネットワークのホームページから、日本語訳した一次資料をダウンロードできます。最後になりましたが、取材にご協力いただいた皆様に心から感謝します。

〈著者略歴〉

加藤やすこ（かとう　やすこ）

1966年生まれ、環境ジャーナリスト。化学物質過敏症、電磁波過敏症、シックハウス症候群など、環境病をテーマに執筆。訳書にザミール・P・シャリタ博士著『電磁波汚染と健康』、著書に『新 電磁波・化学物質過敏症対策』『危ないオール電化住宅（増補改訂版）』『ユビキタス社会と電磁波』『電磁波による健康被害』『シックスクール問題と対策』『5Gクライシス』（いずれも緑風出版）。

電磁波と化学物質のリスクと回避策を考える過敏症患者会「いのち環境ネットワーク（旧称：VOC-電磁波対策研究会」（http://www.ehs-mcs-jp.com）代表。

電磁波過敏症《でんじはかびんしょう》を治《なお》すには［増補改訂版］

2012年1月30日　初版第1刷発行　　定価1800円＋税
2021年6月30日　増補改訂版第1刷発行

著　者　加藤やすこ ©
発行者　高須次郎
発行所　緑風出版
〒113-0033　東京都文京区本郷2-17-5　ツイン壱岐坂
〔電話〕03-3812-9420　〔FAX〕03-3812-7262　〔郵便振替〕00100-9-30776
［E-mail］info@ryokufu.com
［URL］http://www.ryokufu.com/

装　幀　斎藤あかね　　カバー画　志賀幹司
制　作　R 企 画　　印　刷　中央精版印刷・巣鴨美術印刷
製　本　中央精版印刷　　用　紙　中央精版印刷　　E1200

　ISBN978-4-8461-2112-9　C0036

プロブレムQ&A

危ないオール電化住宅［増補改訂版］

［健康影響と環境性を考える］

加藤やすこ著

A5変並製 一五二頁 1500円

オール電化住宅は本当に快適で、環境にもやさしく、経済的なのか？ 本書は、各機器を具体的に調査し、健康被害の実態を明らかにすると共に、危険性と対処法を伝授する。地デジ問題、原発関連など、最新情報を加えた増補改訂版！

危ないリニア新幹線

リニア・市民ネット編著

四六判上製 三〇四頁 2400円

JR東海によるリニア中央新幹線計画は、リニア特有の電磁波の健康影響問題や、中央構造線のトンネル貫通の危険性、地震の時の安全対策など問題が山積だ。本書は、問題点を、専門家が詳しく分析し、リニア中央新幹線の必要性を考える。

隠された携帯基地局公害

九州携帯電話中継塔裁判の記録

九州中継塔裁判の記録編集委員会著

四六判並製 三〇四頁 2200円

全国至る所に中継塔の設置が相次いでいる中、九州各地で、携帯電話中継塔の撤去を求めて8つの裁判が提起された。その経過と特徴並びにその到達点と今後の課題を、裁判を担当した弁護士らが報告。また当事者の思いをまとめた書である。

電磁波過敏症

大久保貞利著

四六判並製 二一六頁 1700円

世界で最も権威のある電磁波過敏症治療施設、米国のダラス環境医学センターを訪問し、過敏症患者に接した体験をもとに、電磁波過敏症について、やさしく、丁寧に解説。誰もがかかる可能性のある過敏症を知る上で、貴重な本だ。

プロブレムQ&Aシリーズ

危ない携帯電話［増補改訂版］

［それでもあなたは使うの？］

荻野晃也著

A5判変並製 二三二頁 1900円

携帯電話が爆発的に普及している。しかし、携帯電話の高周波の電磁場は電子レンジに頭を突っ込んでいるほど強いもので、脳腫瘍の危険が極めて高い。本書は、政府や電話会社が否定し続けている携帯電話と電波塔の危険を解説。

電磁波汚染と健康【増補改訂版】

ザミール・P・シャリタ著／荻野晃也・出村守・山手智夫監修／加藤やすこ訳

四六判上製
三九四頁
２８００円

電磁波汚染は、ガンの他、様々な病気や電磁波過敏症という新たな病気も生み出した。本書は、体を蝕む電磁波汚染を取り上げ、そのメカニズムを解説し、環境汚染の中で暮らしていくためのアドバイスを、具体的に提案。二〇一四年改訂。

携帯電話でガンになる⁉

国際がん研究機関評価の分析

電磁波問題市民研究会編著

四六判上製
二四〇頁
２０００円

WHOの研究機関であるIARC（国際がん研究機関）が、携帯電話電磁波を含む高周波電磁波（場）をヒトへの発がんリスクの可能性あり、と発表した。本書は、評価の内容と意味を分析し、携帯電話電磁波問題の対処法を提起。

電磁波の何が問題か

［どうする基地局・携帯電話・変電所・過敏症］

大久保貞利著

四六判並製
二二四頁
２０００円

基地局（携帯電話中継基地局、アンテナ）、携帯電話、変電所、電磁波過敏症、IH調理器、リニアモーターカー、無線LAN、等々の問題を、徹底的に明らかにする。また、電磁波問題における市民運動のノウハウ、必勝法も解説する。

プロブレムQ&A

ユビキタス社会と電磁波

［地デジ・ケータイ・無線LANのリスク］

加藤やすこ著

A5判変並製
一九六頁
１８００円

地上デジタル放送開始で、何が変わるのか？　ユビキタス社会とはどんな社会か？　機器・施設ごとの問題点を分析、海外の情報や疫学調査も取り上げ、電磁波が我々の健康に及ぼす影響を検証する。近未来社会を考えるための読本。

暮らしの中の電磁波測定

電磁波問題市民研究会編

四六判並製
二二四頁
１６００円

デジタル家電、IH調理器、電子レンジ、携帯電話、地デジ、パソコン……そして林立する電波塔。私たちが日々浴びている、日常生活の中の様々な機器の電磁波を最新の測定器で実際に測定し、その影響と対策を検討する。